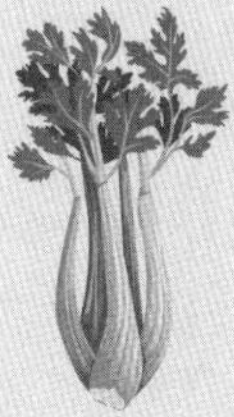

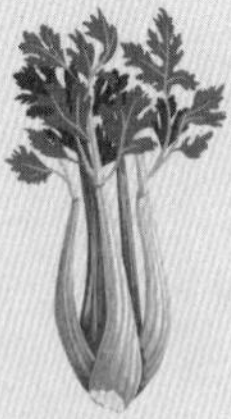

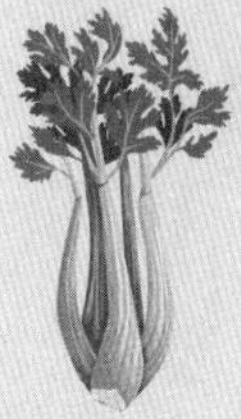

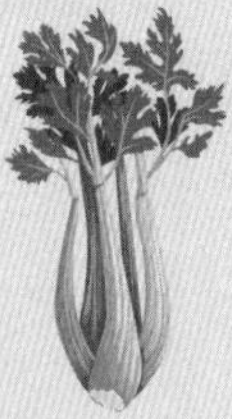

Medical Medium Celery Juice

The Most Powerful Medicine of Our Time Healing Millions Worldwide

神奇西芹汁

醫療靈媒

給你這個時代最有效、
療癒全球數百萬人的靈藥

Anthony William
安東尼・威廉 著
鄧捷文 譯

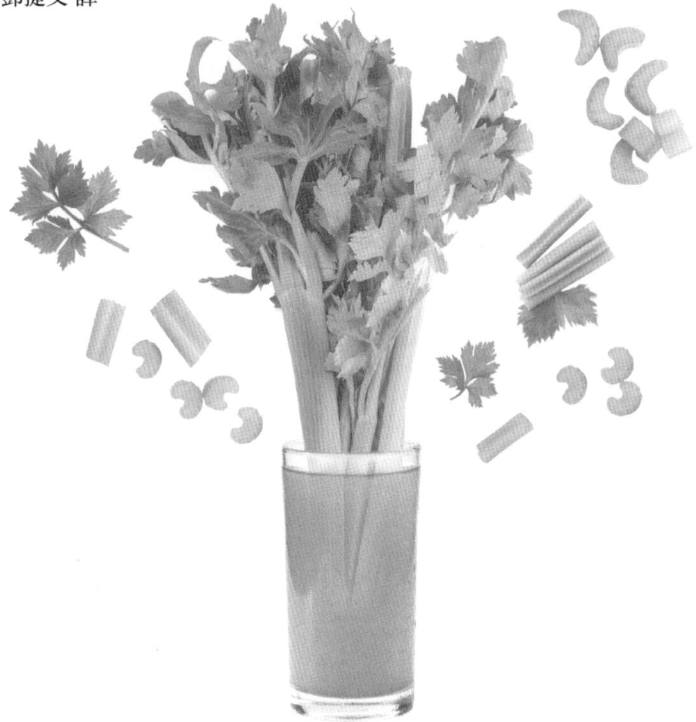

推崇醫療靈媒安東尼．威廉

．西芹汁風潮正橫掃全球，安東尼帶起的這項運動，使世界各地無數的人恢復絕佳的健康狀態，著實令人欽佩。

——席維斯．史特龍，好萊塢動作片巨星

．安東尼深刻了解食物、食物引起的共鳴，以及食物與身體的互動方式，無一不令人驚豔，並且以人人都能理解的淺顯道理，解釋我們對食物的選擇是否將帶來平衡或失調的後果，他確實天賦異稟。爲了你的身體，善待自己吧！

——菲瑞．威廉斯，藝人兼音樂製作人、十二座葛萊美獎得主

．過去半年來，我每天早上都飲用西芹汁，感覺好極了！我發現自己的活力與消化系統發生極大改變，現在甚至還帶著榨汁機旅居各地，這樣我每天都能喝到西芹汁！

——米蘭達．可兒，國際超模、寇拉有機公司創辦人暨執行長

・安東尼利用西芹汁的療癒力量，改善了無數人的健康。

——諾瓦克・喬科維奇，世界網壇大滿貫球王

・偉大天賦必伴隨謙遜而來，安東尼為人謙卑，也如所有正確的解藥一般，安東尼的療方直觀、自然又均衡。這兩項特質，促成既強大又有效的組合。

——約翰・唐納文，AT&T通訊公司執行長

・我們全家對安東尼深信不疑，他對於全世界的貢獻，有如帶領眾人獲得平安的引路明燈，他對我們確實意義重大。

——勞勃・狄尼洛夫婦

・雖然安東尼・威廉的貢獻確實隱含超自然的神祕元素，但他使普羅大眾關注的焦點，尤其在自體免疫疾病方面的諸多內容，著實令人感到正確又眞實。更棒的是，他的建議既自然、實用又簡單。

——葛妮絲・派特洛，奧斯卡最佳女主角、漫威電影《鋼鐵人》小辣椒、《紐約時報》健康養生書暢銷冠軍

．安東尼．威廉致力於分享自身知識與經驗，藉此將療癒箴言廣布於大衆。他想盡可能幫助更多人自我療癒的慈悲與渴望，使人感到激勵又充滿信心。如今，在奉處方藥爲依歸的世界上，能找到眞正有效並敞開另一扇健康大門的替代方案，確實令人耳目一新。

——麗芙．泰勒，電影《魔戒三部曲》精靈公主

．對於我們所攝取的食物、食物對身體的影響以及整體的健康福祉，我認爲安東尼的知識根本改變了遊戲規則！

——珍娜．戴溫，電視節目《舞動世界》主持人、曾演出《舞出眞我》

．安東尼是很棒的人，不僅幫我找出某些長期健康問題，也知道我需要哪些營養品，而且我馬上覺得有所改善。

——拉西達．瓊絲，葛萊美獎紀錄片《昆西》導演、曾演出影集《爆笑女警》《公園與遊憩》《我們的辦公室》

．共鳴猶如自我賦能，是生命中的強大現象。安東尼．威廉與他的書，以及他所發起的西芹汁運動對我正中下懷。我們的身體能夠神奇地療癒與恢復，安東尼強調的這點是我們迫切

需要的訊息。我總是想要尋求快速的解決方法，但最終卻導致更多問題。眞正的營養才是最佳良方，而安東尼啓發我們，要以大自然的餽贈來滋養我們的身心靈，其可比取自大自然之源的強效良藥。

——克莉・沃爾許・詹寧斯，奧運三金一銀排球選手

・安東尼可比我唱片公司旗下所有藝人的魔法師，如果將他比喻成唱片專輯，必定能超越麥克・傑克森的《戰慄》。他的才能堪稱深奧、卓越、非凡又令人驚豔。他是位傑出之人，書中充滿了預言，醫學的未來就在這裡。

——克雷格・考曼，大西洋唱片總裁兼執行長

・我一直推薦安東尼・威廉的著作，裡頭蘊藏著最富洞察力的智慧與食譜，有助於恢復能量與良好的健康。他所描述各種食物既獨特又強大的特質使我深感興趣，我也受到啓發，開始爲每天的健康衡量我該如何改善烹調與飲食方式。

——艾麗絲・布莉達，艾美獎得主，曾演出影集《使女的故事》《奇異果女孩》、電影《牛仔褲的夏天》

．安東尼的著作既創新又實用，對於任何受過現行西方醫學限制挫折的人而言，本書絕對值得你花時間閱讀與思考。

——詹姆士·范德比克，創作人、執行製作兼演員，曾演出影集《豔放八〇》、《戀愛時代》，以及金柏莉·范德比克，演說家暨社會運動人士

．安東尼是個偉人，他的知識令人著迷，也使我獲益良多。西芹汁絕對能扭轉一切！

——凱文·哈里斯，製作人、DJ、葛萊美獎得主

．我很感激安東尼，在實行他的每日西芹汁運動後，我在各個層面的健康狀況都獲得改善。

——黛博拉·梅辛，艾美獎得主，曾演出影集《威爾與格蕾絲》

．我的親朋好友都曾領受安東尼的治療天賦，我們在恢復身體與心理健康上得到的益處，遠勝於言語所能表達。

——史考特·巴庫拉，製作人、金球獎得主、曾演出影集《重返犯罪現場：紐奧良》、與《星艦迷航記：企業號》

．安東尼將生命奉獻於幫助他人尋找健康生命的解答，而西芹汁是最方便的入門方法！

——寇特妮．考克絲，曾演出影集《熟女當道》及《六人行》

．安東尼不僅是熱心又慈悲的治療師，而且可靠、訊息精確又天賦異稟，他是我生命中的恩典。

——「黑珍珠」娜歐蜜．坎貝爾，國際超模、演員暨社會運動人士

．安東尼的廣泛知識與深刻直覺破解了最難解的健康之謎，他提供了一條明確的道路，使我得以感受自己的最佳狀態，他的指引著實不可或缺。

——泰勒．席林，曾演出影集《勁爆女子監獄》

．安東尼與他在推廣以食療癒的熱情奉獻，使我們感激不已。安東尼確實天賦異稟，他的方法徹底扭轉我們對於食物以至於生活型態的觀念。光靠著飲用西芹汁便完全改變我們的感受，如今已經是每天早上的例行公事。

——亨特．馬漢，六屆PGA高球巡迴賽冠軍

．安東尼．威廉靠著獨一無二的天賦，改變並拯救全人類的生命，他的持續奉獻與大量開創性資訊突破了阻礙，使全世界得以獲得科學研究尚未窮究、卻又迫切需要的眞理。在個人層面，他也幫助我與兩個女兒獲得眞正有效的健康工具，西芹汁已然成爲我們日常生活的一部分！

——莉莎．麗娜，曾演出影集《比佛利嬌妻》與《我們的日子》、《紐約時報》暢銷作家、《莉莎．麗娜》作品集設計人

．安東尼爲人寬厚，對於健康擁有敏銳的直覺與知識，我曾親眼見證他爲人們的生活品質帶來改變。

——卡拉．古奇諾，曾演出影集《鬼入侵》《我家也有大明星》、電影《守護者》《小鬼大間諜》

．如果有人單憑碰觸你就能了解你的病狀，會怎麼樣？讓我介紹安東尼．威廉的療癒之手，他堪稱手中握有長生之鑰的現代煉金術士。他的救命建言好似療癒的颶風直入我心，並開出一條愛與光明之路。他毫無疑問是世界的第九大奇蹟。

——麗莎．格雷戈里施科．鄧普斯，資深執行製作

．我已經追隨安東尼好一陣子，而且總是對於依循其道之人的成功故事感到驚豔（卻不訝異）……我曾經尋求自己的療癒之路多年，換過一個又一個醫生，也見過一位又一位專家。他的確是眞行家，我也相信他對於甲狀腺療癒以及食物如何影響身體的知識。我引導過無數好友、家人以及粉絲認識安東尼，因爲我由衷相信他擁有醫生所沒有的知識。我成了他的信徒，已然踏上眞實的療癒之路，認識他是我的榮幸，認識他的著作是我的福氣，每位內分泌學家都應該研讀他關於甲狀腺的書籍！

——瑪瑟拉．瓦拉多利，主廚、作者兼電視主持人

．安東尼．威廉與生俱來的治療天賦堪稱奇蹟。

——大衛．詹姆斯．艾略特，曾演出影集《執法悍將》《脈衝》《廣告狂人》、電影《好萊塢的黑名單》《重返犯罪現場：紐約》。

．我的父親是醫生，即便身體最細微的不適，也習慣依賴西方醫學來改善。然而安東尼的眞知洞見讓我了解食物的療癒效益，以及如何透過更全面的健康良方來改變生命。

——珍妮．莫蓮，女演員、《紐約時報》暢銷作家

·安東尼·威廉是賦予全人類的贈禮，他卓越的作品幫助數百萬人治癒了傳統醫學束手無策的難題，對於幫助他人的眞摯熱情與奉獻，更是無人能及，而我得以將他在《療癒》紀錄片中一部分強而有力的訊息與大家分享，也讓我心懷感激。

——凱利·努南·戈爾斯，作家、導演兼《療癒》紀錄片製作人

·安東尼·威廉是少數利用自身天賦幫助衆人透過自己的健康案例發揮自我潛力的人……我曾在激昂的現場活動中，親眼見證安東尼的偉大事蹟。我將他精準的判讀能力比做歌手完美唱出高音的精采表現，但比高音更讓聽衆深深著迷的，是安東尼眞摯熱誠的靈魂。安東尼·威廉讓我以身爲朋友爲榮，我能證明，你在播客節目上所聽到、並且在諸多暢銷著作中留下滿滿文字的這個人，私底下的確也是如此熱心助人。不是演戲！安東尼·威廉是來眞的，他透過高靈分享的寶貴資訊是無價之寶、爲衆人帶來力量，更是切中當今所需！

——黛比·吉布森，百老匯巨星、指標性歌手兼歌曲創作人

·安東尼·威廉擁有卓越的天賦！我一直很感激他找到困擾我多年的健康問題成因何在，在他親切的幫助之下，我每天都能有所進展。我認爲他是絕佳的資源！

——摩根·費爾切爾德，演員、作家、演說家

・這可我很開心能在安東尼・威廉到洛杉磯來上節目分享自身故事時與他共事，眞是精采的訪談，他讓觀衆意猶未盡……大家都爲之瘋狂！他將溫暖的性格與寬容的內心顯露無遺。安東尼透過從高靈接收而來的知識，將生命奉獻於幫助衆人，也藉由能改變生命的《醫療靈媒》系列著作分享這些資訊。安東尼・威廉確實獨一無二！

——雪倫・萊文，資深節目製作人

・這可安東尼才跟我聊了三分鐘，就精確指出我的健康問題！這位治療師確實言之有物，他身爲醫療靈媒的才能果然獨特又神奇。

——亞力山卓・楊格醫學博士，《紐約時報》暢銷作家，知名「淨化課程」創辦人

・安東尼的天賦讓他成爲資訊的渠道，爲我們帶來現今科學遙不可及的訊息。

——克莉絲汀・諾瑟普醫學博士，《紐約時報》暢銷作家

・閱讀了《醫療靈媒・甲狀腺揭密》之後，我改善了甲狀腺疾病的治療方式，並且看見其對於患者的絕佳成效，著實帶來豐碩成果，也令人感激。

——普魯登斯・豪爾醫學博士，知名「豪爾醫學中心」創辦人暨醫學主任

．安東尼的發現與慈悲的高靈使我們感動且獲益良多，高靈透過安東尼的感官天賦與關愛世人的靈媒特質，帶著療癒的智慧與我們接觸。他的書確實堪稱「未來的智慧」，因此，我們對於古代佛教醫療文獻中所預言，自作聰明的人類為了追求利益，而干預生命元素所帶來使我們萬般折磨的奇病怪狀，已然奇蹟般地擁有清晰且明確的解釋。

——羅伯特．舒曼，哥倫比亞大學印度西藏佛教研究傑宗喀巴教授、美國西藏之家負責人、暢銷書作家、播客節目《羅伯特．舒曼》主持人

．安東尼．威廉是天賦異稟的醫療靈媒，對於當代世界上影響我們的神祕疾病具有真切又不極端的解決方法，我迫不及待想跟他交個朋友，並將他奉為提供我與家人保健課程的珍貴資源。

——安娜貝絲．吉什，曾演出影集《X檔案》《醜聞風暴》《白宮風雲》《現代灰姑娘》

．我在幾年前脊椎受傷後的恢復狀況一直很穩定，但是卻產生肌肉虛弱、神經系統傳遞異常與體重增加的問題。有天晚上朋友打電話來，大力推薦我閱讀安東尼．威廉的《醫療靈媒》，書中有太多資訊都使我產生共鳴，所以我開始採行書中的建議，接著我試著提出諮

詢，也幸運地獲得機會。書中內容相當精確，讓我得以療癒至超乎想像、深刻又富饒的健康狀態。我瘦得很健康、可以享受自行車與瑜珈運動、重新回到健身房中、擁有穩定的活力，而且也睡得更熟。每天早上當我施行健康課程時，我都會微笑著說：「哇，安東尼．威廉！眞是太感謝你讓人恢復健康的天賦了……眞的！」

——羅伯特．威斯頓，曾參與影集《沉默的天使》《私家法醫》《下一站，天后》《火線重案組》與電影《雷之心靈傳奇》

．我愛安東尼．威廉！我女兒蘇菲亞與蘿拉把他的書當成生日禮物送我，我一翻開就停不下來。《醫療靈媒》幫我連結了健康的所有要素。透過安東尼的著作，我才了解小時候生病所殘留的ＥＢ病毒在日後破壞著我的健康。《醫療靈媒》改變了我的生命。

——凱瑟琳．巴赫，曾演出影集《不安分的青春》與《飆風天王》

．安東尼．威廉將生命奉獻於幫助他人，帶來能使許多人的生命產生實質改變的訊息。

——亞曼達．迪．卡迪力特，演員、作家、電視節目主持人

．在這混亂的世界裡，健康與福祉的領域中不斷出現雜音，而我選擇依憑安東尼深刻的眞切

之言。他那奇蹟般的天賦使一切臻至澄明的境界。

——帕蒂・斯丹格，《為百萬富翁作媒》主持人

・我與家人的健康全都仰賴安東尼・威廉，即使當醫生們都束手無策時，安東尼總是能了解問題所在，並找出療癒之道。

——雀兒喜・菲爾德，曾演出影集《重返犯罪現場：紐奧良》《祕密與謊言》《失蹤現場》、電影《終極尖兵》

・安東尼・威廉帶來醫療的新面向，深刻拓展我們對於身體與自己的理解。他的作品是療癒領域中的全新疆界，並透過慈悲與大愛廣布於眾。

——瑪麗安娜・威廉森，《紐約時報》暢銷冠軍作家

・安東尼・威廉是慷慨又慈悲的嚮導，將生命奉獻於協助他人走上療癒之路。

——加布里埃爾・伯恩斯坦，《紐約時報》暢銷冠軍作家

・真正有用的資訊。這是當我想到安東尼・威廉與他對世界的深刻貢獻時，心中所浮現的想

法。當我看著他協助多年以來受到各種病症、腦霧與疲勞症所苦的朋友時，這項事實再清楚不過了。我的友人曾經求助過無數醫師與治療師，也接受過各式各樣的療法，卻徒勞無功。直到安東尼與她交談爲止……往後的成果令人震驚。我強烈推薦他的著作、課程與諮詢內容，千萬別錯過療癒的契機！

——尼克．奥特納，《紐約時報》暢銷作家

．神祕的才能必須透過道德的正直與大愛加以傳播，才會成爲完整的天賦。安東尼．威廉是療癒、天分與倫理的神聖結合。他是眞正的治療師，不僅努力自我精進，更將所學用於服務全世界。

——丹妮爾．拉伯特，暢銷作家

．安東尼是位先知，也是位健康哲人，他的天賦卓越，在他的引導之下，我終於能找出長年來使我痛苦不已的健康問題並徹底解決。

——克里斯．卡爾，《紐約時報》暢銷作家

．在接受安東尼所自信熟練的療法十二小時後，從去年以來就在我耳朵裡嗡嗡作響的聲音開始減弱，對於他提供讓我持續改善的洞見，我著實感到驚訝、感激又開心。

——邁可．杜利，《紐約時報》暢銷作家

．每當安東尼推薦一種增進健康的自然療法，必定見效。我已經透過女兒身上的療癒效果見證了這點，而且令人印象深刻。他使用天然食材的方式是更加有效的療癒之道。

——馬丁．雪福洛夫，財經顧問、WealthManagment.com網站證券經紀人排名首位、《巴隆週刊》首席財富顧問

．安東尼針對預防與戰勝疾病的珍貴建議，比所有其他資訊來源都先進許多年。

——查．索拉佐醫學博士，紐約經認證腫瘤學家、血液學家、營養學家與抗老專家

．安東尼．威廉是我們這個時代的大預言家愛德格．凱西，能以顯著的精準度與洞見解讀人的身體。他能找出疾病的潛在原因，這些疾病經常令最精明的正統與替代醫療從業人員感到不解。安東尼實際又深刻的醫療建議，使他成為二十一世紀最具強大成效的治療師。

——安．路易斯．吉圖曼，《紐約時報》暢銷作家，熱門的消脂排毒與飲食計畫創辦人

．身為好萊塢的商場女強人，我知道什麼叫作價值。安東尼的一些委託人曾花費超過數百萬元為自己的「難解疾病」尋求幫助，直到找上他為止。

——南希．錢柏斯，曾聯合主演《執法悍將》、好萊塢製作人兼企業家

．我從安東尼的書上讀到許多健康知識，他也準確道出只有我自己知道的身體狀況。這位親切、貼心、有趣、自謙又慷慨的男士——如此超自然又天賦異稟，擁有顛覆我們眼中世界的才能——把我這個靈媒都嚇了一跳！他眞是現代的大預言家愛德格．凱西，他出現在我們身邊，對我們而言是偌大的恩典。安東尼．威廉證明了我們遠超乎自己的認知。

——柯蕾．巴隆雷德，暢銷作家、電視節目主持人

．任何量子物理學家都會告訴你，宇宙中還有我們尚未了解的事物正在運作。我眞的相信安東尼掌握了這些力量，他擁有驚人的天賦，能依照直覺地探索最為有效的療癒方法。

——凱若琳．李維特，《紐約時報》暢銷作家

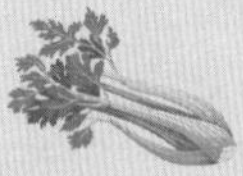

對於全球數十億受到各種健康問題所苦之人，這本書獻給你。
你有權利受人傾聽與認真對待，更擁有尋求療癒的自由。

——安東尼・威廉，醫療靈媒

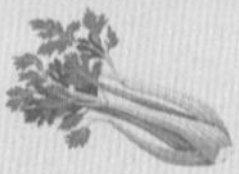

西芹汁是我們在地球上的引路明燈，
亦是已放棄尋求解答之人所苦心追尋的答案。

——安東尼・威廉，醫療靈媒

〈推薦序〉

開卷有益，新知養生——除了感謝，沒辦法再多說些什麼！

從主流醫學開立精神藥物（psychoactive drug）與執行家族治療、心理治療與社區環境治療，走上全職自然醫學與身心靈療癒之路，已經十三個年頭了。一路以來，我總是秉持醫學中心嚴謹的科學訓練，除了學理探索、論文回顧、田野調查之外，無不以自己爲白老鼠，親身體驗所接觸的自然療法與身心靈療法，並且設法還原追溯可用性與可複製性，是否有使用風險與潛在危害等。

二〇一六年《醫療靈媒》在台灣出版時，在經過「訊息解讀」與「專業資訊求證」之後，曾經在台北跟大衆分享我對《醫療靈媒》這本書的理解，以及對作者曝光之資訊的觀察。醫療，應該是一件非常嚴謹、重要、專業的事情，爲何出現一位聲稱通過「最高的靈」的導引與訓練，可以憑藉「深層直觀——不經儀器檢驗，就可以評估病情並提供解方」的靈媒？

「醫療」與「靈媒」，好對立的角色！眞的讓人忍不住想到「赤腳醫生」，甚至「怪力亂神」這些不好的名詞！但因爲從《無量之網》《信念的力量》《心靈與科學的橋》這些當年紅極一時的科普書籍，透過國際上許多嚴謹科學家的細心研究，以及孔老夫子「君子不以言舉人，不以人廢言」的古訓，當時我很謹慎地建議大衆：書上的資訊，有參考之處，但請勿盲從，最好尋求有營養學專業訓練的醫師諮詢，實踐的過程要很謹慎觀察自己的身心變化——這個建議，至今不變。

收到方智出版社這次《神奇西芹汁》推薦序的邀請，我扎扎實實地發揮「科學偵探」的精神，再一次重新研究、蒐集西洋芹相關資訊。原本看到作者在書上表示，西芹汁有太多神奇的效果，還頗不以爲意，心想：怎麼可能？一個在早期只是吃西餐前方便食用的餐前菜，竟有這麼多功效？還默默想著：慘了，答應了出版社，不好拒絕！但是，怎麼確認書上這些訊息是否正確？

在花了好幾個晝夜搜尋資料的過程中，一開始是比較普通的網路新聞，表示芹菜中的芹菜素，可以鬆弛血管，鐵可以補血、纖維表型以幫助腸道清潔、富含鉀可以排鈉利尿、有鈣磷可以鎮靜精神等、富含β胡蘿蔔素、維生素B_1，甚至還可以降尿酸、降血脂、降血糖！（天啊，變「治百病神藥」啦？）另外，就是芹菜可以平肝清熱、祛風利濕、除煩消腫、涼血止血、解毒宣肺、健胃利血……這些難以用西方醫學角度去驗證的中醫陳述。

幸好，皇天不負苦心人！最後透過西洋芹的學名「Apium graveolens」，終於蒐集到許多不同的研究報告，包括芹菜素可以誘導白血病細胞的自噬作用、芹菜素二聚體可以逆轉癌症幹細胞的最高耐藥水平、可保護動物實驗大白鼠的腎損傷、同時它具有單轉運蛋白激活劑的特性，在動物模型有觀察到抗焦慮作用、芹菜素在GABBA受體上顯示出二級正調節活性、芹菜素與其衍生物有抑制脂肪酸酰胺水解酶，抑制COX-2並激活PPAR-γ等細胞分子作用、可刺激成人神經新生、可通過血腦屏障；其中還含有衆多的類黃酮、生物鹼、酚類、皂苷、檸檬烯、植物醇……等成分，有抗氧化、抗眞菌、抗細菌、透過細胞訊息傳導路徑可以抗發炎、有可能可以抑制癌細胞增殖、保護脂質過氧化、強化肝臟解毒力、改善血糖與胰島素水平……許許多多從《神奇西芹汁》書上提到的效果，竟然已經在實驗室找到諸多可能支持這些論點的線索！

此刻，內心浮現的就是這句話：除了感謝，沒辦法再多說些什麼！

感謝這次的因緣，除了驗證我在就讀營養研究所時的推測「許多植物營養素都有抗癌作用」之外，又再次提醒自己：絕對不要拘泥於門戶之見，虛心求教、小心求證，才是醫者之道。

但在此還是要提醒所有讀者：不要草率盲從！無論是來自醫療靈媒的訊息，或是來自教科書的教導，眞正的醫療，都應該「量身訂製」——非常個人化，而且要循序漸進、要量力而爲、要知己知彼！

建議讀者：

1.書要好好研讀，作者有提出許多怎麼使用才會有效的注意事項。

2.建議一開始先飲用非常低劑量，測試自己是否有西洋芹過敏。（有人提出，種子的過敏原含量最高，有過敏體質的人，最好先移除種子成分。）

3.沒有過敏反應的人，也還是建議從書上提及劑量的三分之一到二分之一開始，再逐漸提高飲用量。

4.一定要用新鮮的西洋芹來製作，不要使用加工過的再製品。慢磨、去渣，才可以喝到比較足量的營養素。有機西洋芹還是上選，但買不到也沒關係，就依書上建議，仔細清洗。

5.不要把西芹汁當成萬靈丹！你的生活型態、飲食型態、情緒狀況、壓力負荷，都會影響西芹汁是否眞能有效幫助你找回健康。

6.最好還是尋求適當的醫療機構協助，能夠配合主流醫學的檢測，看看你自己的身體健康狀況，是否存在「隱性風險」，比如腎功能衰竭、消化道重度發炎等。讓自己從安全的起點出發，走上恢復健康的道路！

（本文作者爲光流聯合診所院長楊紹民醫師）

目錄 CONTENTS

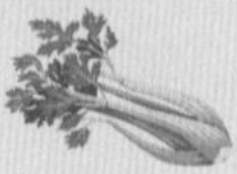

你是自己最偉大的健康專家，而且你的療癒故事意義重大，遠超乎你所想像。其他人如今正等待聆聽你的故事，好讓他們也能探索這種改變生命的良藥。

——安東尼・威廉，醫療靈媒

第一章

爲什麼是西芹汁？

西芹汁正幫助數百萬人獲得療癒。

眞的嗎？西芹汁？假如你未曾跟上最近的話題，或是甚至已經有所耳聞，仍然可能會這麼想。

眞的，西芹汁。

就是在我冰箱裡那株快要枯掉又不起眼的植物？

沒錯，這種受人忽略、低估、浪費，偶爾才會在鮪魚沙拉、餡料或美式螞蟻上樹點心裡見到的藥草（對，藥草）。西芹汁的功效，其實比任何人所了解的都還要強大，前提是你要知道該如何將其納入生命之中。

幾十年來，我不斷推廣西芹汁，當作前所未有的療癒特效聖品。無論是想尋求特定健康問題的解藥，或是想探索恢復活力與重拾容光的祕方，西芹汁就是回應禱告的解答。一直以來，我也有幸能見證衆人因此扭轉生命。

當我的第一本健康書《醫療靈媒》出版後，我便開始與全世界分享西芹汁，並且在往後的三本書中都特別探討過，因為西芹汁的功效相當多元，在每一本書中都無法缺席。《醫療靈媒》的追隨者將這項療癒資訊銘記於心，使我感到訝異。在親身發現西芹汁確實有效後，全球各地的成員開始推廣相關訊息與見證。數以萬計的粉絲發布飲用前後的對比照片，表示自己的肌膚變得更潔淨、眼睛更明亮、身體更強健，也更加活力充沛，絕對使你大吃一驚。眾多照片背後的故事，包括有些人描述西芹汁如何解救自己的生命，更是令人驚訝。許多成員經過長久折磨而如今恢復健康的親身實例，也帶給朋友與陌生人莫大的鼓勵。我們儼然引發了一股運動熱潮。

如今，西芹汁逐漸受人注目，或許看起來像是稍縱即逝的風潮，但別擔心，這絕不是一時跟風。西芹汁的流行，並不像其他健康時尚是立基於資金的挹注，而是因為有許多人確實獲得療癒。比起我幾年前剛開始推廣時，西芹汁此刻的用途已經更為廣泛，亦將在往後數十年內變得更加不可或缺。即便闔上本書，閒置一旁多年之後再翻開，書中仍蘊含你所需的療癒真相。西芹汁絕不會因為新的飲食法或營養理論而過時，無論何時，飲用西芹汁都是你維持生命健康與活力的關鍵。其他健康風潮會來來去去，是因為它們從一開始就不是真正的解答。西芹汁不同，不會過時，而且絕對真切。

西芹汁的由來

上帝首次引導我推廣西芹汁是在一九七五年，當時是爲了替從樓梯上摔落的家人緩解背部傷患的發炎反應，而那時並無人知曉。我也清楚記得曾在一九七七年推薦家人的朋友飲用西芹汁，目的是緩解嚴重的胃食道逆流。

在十三、十四歲左右，我在超市從事理貨工作。在超市裡頭，我會在別人提出疑問時充當健康諮詢，並帶顧客到對應的商品走道，選購能爲他們緩解症狀或疾病的產品。老闆當時問我，還有什麼方法能幫助大家，我回答道，「這個嘛，我需要一台榨汁機。」隨後老闆眞買了台榨汁機。

視顧客的狀況需要——無論是罹患關節炎、痛風、糖尿病、胃腸問題或其他症狀與疾病——我便會從貨架上拿來一株西洋芹，清洗過後丟入榨汁機，再將一大杯現榨西芹汁交給顧客。我通常會榨出正好四五〇毫升的西芹汁，並且要他們直接在走道上喝下這杯草藥。如果有人對味道比較敏感，我會讓他們先小啜幾口，並要他們一邊購物一邊喝，最後在車上或是回到家中喝光。我老闆只會收取西洋芹的費用，每榨一杯就要結帳員輸入一株西洋芹的價格。當顧客離開店面時，有些人已經覺得自己的疑難雜症有所改善了。

我不斷聽到有人問：「能加點什麼甜味嗎？」很多人甚至沒聽過什麼叫榨汁，更別提新鮮蔬菜汁，乃至於新鮮西芹汁的概念了，根本是聞所未聞。對於榨汁有點概念的人，則會想以胡蘿蔔、蘋果或甜菜根添加風味，但我總會說，「這樣就模糊焦點了，添加物會阻礙療癒的機制，也就是鈉簇鹽的攝取（稍後將多加探討）。」

某些家長也會讓孩子喝西芹汁。如果有孩童咳嗽時，我就會榨一點西芹汁，讓孩子的母親給孩子啜飲。家長會信任我，是因為他們見證過功效。西芹汁就是如此強大的解藥，如果孩童在店裡吃了一些糖果後開始尖叫或大哭，我便會讓家長給孩童喝點西芹汁，可以讓孩子迅速冷靜並感到愉悅。西芹汁是血糖波動時的絕佳穩定劑。

我一直來回奔波，好將機器清洗過後，再繼續榨西芹汁，加上我為客人提供額外的健康諮詢服務，這表示老闆必須找別人來分擔我原本的工作：整理貨架。他對這點倒是很親切，他說自己畢生當中從未為了一個農產品部門採購這麼多西洋芹。

隨著年紀漸長，我開始到全國各地的健康食品店開設講座。我會在五十到五百人不等的場合中，講授現榨西芹汁的療癒功效。此時大約是一九九〇年代，家中有榨汁機的人很少，所以我也教大家如何利用食物調理機（攪拌機）將切碎的西洋芹打成泥，再過濾成西芹汁。若是沒有榨汁機或食物調理機時，我則教他們嚼食西洋芹桿，再把渣吐掉。雖然效果沒那麼充分——沒人能嚼得下那麼多西洋芹——總比沒有好。我也建議他們在一天內分次嚼食西洋芹，才不會讓下顎過度疲勞。

當我提到西芹汁時，常看到有些人面露驚訝，畢竟這不是熱門的蔬果汁選擇。平常喝的蔬果汁還是結合了甜菜、胡蘿蔔與蘋果，偶爾加根小黃瓜，運氣好時才會碰到幾根西洋芹。對眾人而言，單純的西芹汁根本沒有道理，甚至倒人胃口。

但至少大家還能將西洋芹與健康聯想在一起，因爲常聽人把西洋芹切碎後加入沙拉或湯中的做法，有些人也說祖母會用整株西洋芹與胡蘿蔔來燉高湯。甚至聽說過西洋芹在古代醫學史上的作用，雖然我們在不同文化中所聽見關於西洋芹的古老用途時，大多指的是西芹根，也稱爲根芹，與一般爲了取得莖部食用而種植的西洋芹種類並不相同。

沒錯，西芹根與西洋芹是相同家族中的兩種不同植物。西芹根的外表類似蕪菁，用於榨汁並不理想，因爲必須透過烹煮才能獲取西芹根當中有用的養分。在生鮮狀態時，西芹根不容易消化，而在經過烹煮後，西芹根仍然無法提供西洋芹或西芹汁所帶來的益處。

即使有人對於西洋芹有不同想法——面對現實吧，沒人像我這麼重視西洋芹——當我開始推廣時，大家對於西芹汁還是很陌生的。西洋芹與西芹汁是兩種不同概念，代表兩種不同意義。新鮮西芹汁從未使用於醫療層面，也不曾如此大量爲人飲用。如果有人將一整株西洋芹單獨榨汁，那是因爲在冰箱裡發現有棵西洋芹快要枯掉了，必須趕在腐爛前處理掉，也通常會加入幾根胡蘿蔔或一顆蘋果。

所以當我推廣西芹汁時，曾經遭遇大量的質疑聲浪。最常聽到的問題是，「西洋芹……

榨汁？」大家都深信西洋芹最好的做法是切成小棒，用來蘸醬，當成諸多食材的其中之一。要說服其他人純粹的西芹汁擁有療癒的力量，有時幾乎是不可能的任務，醫生與其他醫療從業人員也不會多加考慮。

於此同時，我在認眞採行西芹汁療癒法的人身上，見到眞切又深刻的成果。我旅居各地，持續在家庭式健康食品店、大型健康食品店、小型戲院，甚至是教堂地下室，告訴大家如何製作西芹汁，不斷推廣透過其療癒力量來對抗疑難雜症的訊息，以及我在《醫療靈媒》系列書籍中所分享的其他資訊。

一九九〇年代初，在一場介紹如何攪打與過濾西芹汁，並幾乎以學術演講規模闡述其療癒力量的說明會後，一名年近三十的年輕女性向我走來。

「我深受成癮症所苦。」她告訴我，「對任何事物都會上癮，我的性格天生容易成癮。」

「那我希望妳每天喝一杯九百毫升的西芹汁。」我對她說。

一個月後，我回到同一間健康食品店舉辦另一場演說，就在約莫八十到九十人的群眾之中，那名年輕女性再次向我走來。她問道，「你記得我嗎？」

「妳是有成癮症問題的那位女士。」我說，「妳好嗎？」

「你治好了我的成癮症。」她回答。

「真的嗎？」

「真的。」那位女性回答，「你告訴我要喝西芹汁。」

「是西芹汁治好了妳的成癮症。」我說，「要繼續喝下去。」

「我從未有過一整個月都不覺得痛苦的日子，而且從我還是個小女孩的年紀就開始了。」她說，「我會繼續喝下去。」

多年來，我發現西芹汁具有打破惡性循環的特殊能力。無論是對食物，例如蛋糕、餅乾、洋芋片或過度飲食成癮，或是對娛樂性用藥如毒品、處方藥成癮，抑或是對憤怒、吸菸或其他事物成癮，首先通常會感到焦慮或抑鬱，而即便初期沒有焦慮或抑鬱的傾向，癮頭也可能帶來這些影響。將人引導至特定行爲的想法與感受模式，以及引導至特定想法與感受的行爲，讓人沒有片刻喘息的空間。而西芹汁能立即介入並緩解癮頭、焦慮與抑鬱感，幫助我們再次站穩腳步。

同樣的，一定會有人提出質疑。在這些講座中，聽衆的表情常常像是在說，西洋芹？怎麼可能？西洋芹根本不值一提，甚至使某些人因而發笑（縱使越來越多人公開自己的療癒故事，使西芹汁逐漸拋下引人發笑的包袱，還是會有人笑出來）。有些坐在我的講座中或造訪我辦公室的人，完全不想放棄胡蘿蔔汁或對藥物的依賴。

有些人的態度較爲開放，會說，「我生病了，感覺就像在地獄。我今天差點來不了。我好難過，快要連站都站不起來。」從過去到現在有件事情是不變的：當某人不舒服時，會想尋求以往未曾有過的機會。

「你試過哪些方法？」我會這麼問。

「全都試過了，但一點用都沒有，我什麼都願意嘗試。」他們則會這麼說。

接著我便建議他們飲用西芹汁。

「西芹汁嗎？」少數勇於嘗試的人會回答，「雖然聽起來不像會有用，而且我可能也不喜歡這種味道，但還是會試試看。」

人類對於療癒的渴望，強烈到足以讓人突破任何阻礙，並嘗試除了傳統療法、甚至是替代性健康信仰系統以外的選擇，只為了找到眞正讓自己舒服一點的良方。

對於實際嘗試西芹汁的人而言，所得的回報卓越非凡。只要是遵循你在書中讀到的指導方針並持之以恆，將空腹飲用四五〇毫升西芹汁當作日常生活一部分的人，幾乎都會對於西芹汁產生的功效感到震驚。最終，他們開始恢復健康，並且體驗到其他人無法想像的極大益處。在我持續推廣多年後，西芹汁仍然是種神祕的健康解藥。到了一九九〇年代後期，我已經見證西芹汁幫助了數以千計的人。我從未見過西芹汁對哪種症狀、不適、病徵、失調或疾病完全沒有效果，西芹汁不曾讓我們失望。

多年過去，我仍然在推廣西芹汁，同時，奉行《醫療靈媒》的社群團體也日漸茁壯。家用榨汁機與果汁吧越來越流行，使大家更容易取得西芹汁。從我年輕時開始推廣西芹汁，一直到我在二〇一五年出書爲止，我已經提供過數十萬人健康指引，也見到西芹汁在這麼多人的療癒過程中扮演多麼重要的角色。

新一波的社群成員隨著《醫療靈媒》系列而來，西芹汁一直是我所能傳遞給衆人的眞理，所以我在每本書中都會加以探討，它就是如此萬能又關鍵。如今隨著科技進步，當讀者親身嘗試並從中獲益時，便發表自身的故事，給予彼此啓發與產生連結。嘗試過西芹汁後加以分享的人越來越多，西芹汁運動的動力也持續增長。

突然間，大量的人開始湧向世界各地的果汁吧，開口就是要一杯西芹汁，讓櫃枱後方的店員不禁納悶，「原味西芹汁？」即便店員多年來每天都習慣調製各種果汁長達數小時，卻從未聽過這種要求，也無法理解怎麼會有人想喝西芹汁。食品雜貨店開始大量賣出西洋芹，因爲想買回家榨汁的人逐漸增加。農產經理同樣也對突然劇增的西洋芹訂單感到驚訝。西芹汁持續對衆人發揮功效，訂單也因此源源不絕。

西芹汁現在已然成爲主流，只有一個原因，因爲有效。西芹汁出現在果汁點單上，也成爲一篇又一篇健康文章的主角。然而，隨著其功效振奮人心，以及越來越多人因此受益，在諸多關注之下，關於西芹汁的錯誤資訊也隨之而來，也讓有心尋求指引的人感到困惑，無法判斷西芹汁到底是怎麼一回事，因而感到無所適從。

因此，我的目標就是要透過這本書，從頭開始提供西芹汁的清晰指引，並盡可能解答關於西芹汁療癒效果的各種問題，詳細程度更甚以往，使你能更堅定也更明白地向前邁進。

重新看待西洋芹

在我們探討西芹汁神奇的效果，以及該如何準備的重要指引前，我們需要先聊一聊西洋芹。

西洋芹沒有聳動的名聲，我們也覺得西洋芹很好用，當然囉，很適合拿來抹花生醬或裝葡萄乾、爲雞蛋沙拉增添爽脆口感、作爲熬煮高湯的好食材、當成水牛城辣雞翅的配菜，或是用來調製血腥瑪麗雞尾酒。我們都聽過模特兒食用西洋芹來控制體重。我們對西洋芹的健康概念有些模糊，主要是因爲它的熱量很低，而如果運氣夠好，有喝過祖母熬的蔬菜高湯，或許也會覺得它很營養。然而，假如你突然間成爲特種部隊的一員，肩負尋找地球下一種超級藥物的使命，你也許會往叢林深處探索，但心中絕不會想到西洋芹。偏偏這正是地球上最最重要的解方。

要是你有點難以相信西芹汁有這麼多好處，我能理解。就憑我們在食品雜貨店擦身而過、那一束束不起眼的綠色蔬菜？你是說我們每次只需要一、兩根，所以老是忘記用完的那一株？這怎麼可能會是尙未發現的超級食物？

別懷疑，西洋芹眞的是我們尙未發現的奇蹟食物。即便你未曾眞正察覺西洋芹的本質與潛力，只將它視爲卑微的配料，西芹汁仍然能夠幫助你，而且絕對有效，問題在於你可能太快半途而廢。假如你不願意誠心地嘗試，它又怎麼幫得上忙？如果你因爲西洋芹太不起眼就棄置一旁，你得明白是自己捨棄了療癒的機會。假如你只把西洋芹當成鮪魚沙拉中令人厭煩的配菜，你其實正在失去恢復健康的契機。

倘若想了解西芹汁爲何值得我們一再嘗試，就需要以全新的觀點看待西洋芹。我們必須了解它擁有的眞正潛力，具備使人達到嶄新健康境界的能力。倘若鄙視西洋芹，就等於鄙視能療癒自己的方法，而這對你並不公平。我們接受的教育要我們尊敬自己與別人，這是人生在世的眞理之一。我們對於生命所能表達最崇高的敬意，莫過於尋求這種如奇蹟般充滿活力的藥草，因爲這好比在傾訴「我想痊癒」的念頭，也等於表達了「我希望我所愛之人更加健康」。

對於自認爲健康的人，可能很容易對西芹汁抱持懷疑或設下心防。如果你覺得自己很健康，生命中不需要西芹汁，也請至少尊重因西芹汁而痊癒之人所說的故事，想想曾經飽受折磨、透過重視西芹汁救自己一命的人。別落入僅將其視爲尋常蔬果汁的心態中，試想受慢性病所苦、多虧西芹汁才得以恢復健康的人，或是親身經歷過拯救孩子、家人與朋友的感受。

試想最惡劣的肌膚狀況、令人恐懼的偏頭痛，或是使人無法正常生活的過勞症，並將西芹汁當成主要途徑而成功扭轉這些病狀的人。對於這些利用西芹汁進行療癒之人，請抱持開放的心胸。

沒有任何人能保證自己永遠不會生病或出狀況。我們帶著已然存在體內的毒素與病原體來到世界上，而且每天都暴露在新的毒素與病原體之下。即便抱持正向思考並付出心力，只爲了成就最佳的自我與吸引良善，我們也無法永遠掌控人生路上的諸多險阻。我們有時候會踩進坑洞，會絆腳、會跌倒，此時西芹汁就是使我們復原的最佳盟友。別忘了，假如將來你的健康發生什麼狀況，它都等著爲你所用。或是，主動利用西芹汁來確保自己健康無虞。不讓自己生病，並不代表你很健康。你不會想等多年後陷入嚴重的病況之中，才在最後關頭發現西芹汁的價值，屆時你的路將會漫長許多。西芹汁就是你現在的預防手段，是維持身心健康狀態與保護自己的重要法寶。從今天開始每日飲用，將延長你在生命中的寶貴時光，而每多一寸光陰都意義重大。西芹汁是最強大的工具，使你能成就最強壯、最美妙的自我。給西芹汁一個機會，它將帶來無可比擬的功效。

這種足以讓你比以往更深入療癒的高尚植物，並非藏身於偏遠的亞馬遜雨林深處，而就近在眼前。西洋芹是在貨架上耐心等候的奇蹟，等著大放異彩、靜待發揮功效的時機。我們只需要看見它、將它單獨榨汁並且空腹飲用（隨時謹記：我們所談的是西芹汁，是空腹飲用純粹、現榨、原味的西芹汁，等你讀到本書的尾聲，將能透徹理解箇中道理）。如今，西芹汁所蘊藏的力量終於受到認可，得以協助你走上更欣欣向榮的人生。

如何運用本書

本書旨在推廣全球西芹汁運動，同時消除慢性症狀與疾病。於此提供可行、強大、根本的工具，給全球數十億長期受健康問題所苦的人。沒錯：數十億人。而且在地球上受病痛折磨的人可不只一半，將近三分之二的地球人口患有至少一種持續性的症狀或疾病，而若維持目前的趨勢，另外三分之一也將會發展出症狀或疾病。再不採取行動干預，地球上每個人很快都會受到慢性健康問題所苦，而西芹汁就是我們的首要干預手段，也是很實用的方法，讓大家都能恢復健康。本書回答了所有你對西芹汁的疑問，使你能藉此逆轉自身的慢性疾病、保護親朋好友預防疾病，或提供心愛之人逆轉疾病的良機。

首先，下一章將談到西芹汁好處多多，並了解爲什麼有這些價值。你會讀到能對抗病原體的鈉簇鹽、舒緩腸道的消化酵素、平衡內分泌的植物激素（荷爾蒙）、增強免疫力的維生素C，以及更多資訊。探索西芹汁能提供的好處，將使你更有動力持之以恆；了解身體所需的成分以及如何療癒，將更有助於啓動療癒作業。

假如你正在對抗某種症狀、疾病或健康問題，應該會對第三章「緩解你的症狀與不適」特別感興趣。找出各種健康問題的眞正根源，同時探索西芹汁針對各種病灶的助益何在。正如我所說，解決阻礙背後的謎題，將是你克服阻礙的關鍵。

在第四章「如何發揮西芹汁功效」中，你將讀到關於如何準備西芹汁、該喝多少（包括適用於孩童的方針）以及何時喝的相關教學。舉例來說，若分別在不同時間喝下一小杯西芹汁，當然都會有一定程度的助益，但卻無法對健康帶來顯著影響。多數人的身體處於超負荷狀態，光靠零星劑量的飲用，並無法減輕負荷。對於飲用時間與飲用量，我們需要精確的指引，這便是第四章的內容。然而還不只如此，第四章更提供許多祕訣與解答，包括該如何將西芹汁納入運動或營養補充行程、選購榨汁機的建議、孕婦或哺乳人士能不能喝西芹汁、爲何需要去除西洋芹的纖維才能發揮功效，以及爲何空腹飲用西芹汁這麼重要。本章提供重要的資源，我也希望你往後會再三翻閱。

接下來，第五章將探討「西芹汁淨化法」。假如你想找到明確的實行計畫，幫助你持之以恆地飲用西芹汁，本章所列出的每日排程，將能讓西芹汁對你產生更多功效。這項淨化法是以我前一本書《肝臟救星》（*Liver Rescue*）中的「早晨救肝」（Liver Rescue Morning）方法爲基礎，所以倘若你先前已經嘗試過，便會覺得本章的步驟相當合理。

第六章「關於療癒與排毒的解答」，回答關於飲用西芹汁多久能產生效果，以及如何影響身體運作的相關問題。這部分存在許多誤解，了解如何詮釋身體對於西芹汁的反應相當重要。尤其當某些人首次嘗試西芹汁時，可能會體驗到西芹汁殺滅病菌並淨化系統所帶來的療癒反應，由此可能導致像是味覺的變化、散發體味或是頻尿。這些反應發生時，身體仍在持續淨化，但有些人卻不會發生這些療癒反應。本章旨在協助你了解自身的療癒過程，並在過程中提供相關協助。

第七章「謠言、疑慮與迷思」，本章的內容顧名思義，就是要闢謠。西芹汁運動的目的單純而且理所應當，會如此受到歡迎的原因，在於大家發現它眞的能帶來助益，並懷抱高尚的情操決定將其廣傳於世。西芹汁的人氣是由於成果使然。這代表其他依靠資金挹注的健康風潮，可能將西芹汁視爲威脅。而人生觀偏好質疑心態的人，則對其擁護聲浪投下不信任票，因此掀起了關於西芹汁的質疑與錯誤資訊。本章旨在釐清誤解，無論你是否想讓自己求個心安，或是想準備面對他人對西芹汁的質疑，答案都在這裡。

無論你正在實行何種飲食法，例如低卡、高脂、高蛋白、素食、蔬食、生酮或原始人飲食法，抑或是你所信任的各種療法，像是阿育吠陀療法、傳統中醫、傳統醫療、替代療法或功能醫學療法，西芹汁都能與其相輔相成，也都應該成爲你生活中的一部分。假如你長期持之以恆，甚至能帶來更深遠的成果。

接著，如果你希望療癒效果更上一層樓，可以在第八章「更多的療癒指引」發掘更多觀念。西芹汁是絕佳的引路明燈，能幫助我們展開初期的復原作業；即便現今有各式各樣的風潮與趨勢，卻沒有其他健康良方能像西芹汁一樣，既強大又快速地從問題根源下手。單靠西芹汁本身，便能爲已經罹病長達十年、十五年或二十年的患者首次帶來成效。同時，西芹汁是唯一能使你站穩腳步並走上療癒之路的基本工具，因爲它是以更多眞實、有效的健康指引作爲實踐基礎。

隨著西芹汁越來越受到矚目，也有更多困惑隨之而來。你爲了進一步改善健康所需要的其他健康指引——我指的是眞正的指引，而非理論或風潮——時常因爲某些平台試圖將西芹汁據爲己有，而就此失去方向。對於收到新的診斷證明所苦，需要了解還有什麼方法能改善健康的諸多母親、父親、孩童、大學生、專業人士或祖父母而言，無疑是種傷害。假如你希望一路走向康復，就需要更多能與西芹汁共同協助療癒的資訊：與西芹汁同宗同源的資訊。第八章便將如此引導你。了解西芹汁運動的源頭從此而來，你方能明白，該由此處找到與西芹汁相輔相成的療癒資訊。

我了解西洋芹與西芹汁並非隨處可得。有時候農產地正好遭受暴風侵襲，又或者你旅經之地找不到榨汁機，導致身邊沒有取得新鮮西芹汁的來源。第九章將談到你在緊要時刻找不到西芹汁的替代方案，本章會提供一些可用選項，直到你能再次取得西芹汁爲止。

最後，假如你想知道西芹汁作爲珍貴療癒聖品的證據何在，你將在第十章「一場療癒運動」中了解我手邊的資訊從何而來。你也會看見全球數百萬人都在飲用西芹汁，並且逐漸改善健康。透過他們的故事、閱讀書中的成功案例，或乾脆親自嘗試，你將發現西芹汁無窮潛力的鐵證。

你的必勝之道

西芹汁適用於我們生命中的不同階段。人類對食物的選擇隨波逐流，不斷改變飲食習慣，因爲他們在名人加持的不同飲食方式與養生潮流中來來去去，又或者想融入不依循任何規則的飲食方針。好消息是，無論你採取何種飲食法，都能飲用西芹汁。這永遠是你的必勝之道，因爲西芹汁不攀附於任何信仰體系，絕對是改善健康的眞切解答。

對於在生命中加入西芹汁的人，我在他們身上不僅看見身體變得健康，更感受到發自內在的光芒。別忘了，西芹汁是我們在地球上的引路明燈，亦是已放棄尋求解答之人所苦心追尋的答案。如果你剛開始飲用西芹汁，歡迎加入。如果你早已散發光彩，並致力於推廣西芹汁，容我向你道謝。無論是西芹汁一族的新手，或是已經成爲西芹汁的擁護者，每一位讀者都是這場療癒運動的重要成員。

當我在《醫療靈媒．改變生命的食物》書中寫下「關於西洋芹汁對於各種疾病的效益，我可以說個沒完，它稱得上是最棒的療癒聖品」時，我是認眞的，這本書就是見證。透過本書中關於西芹汁的嶄新資訊，以及對於諸多疑問的解答，我希望能榮耀你們每一個人。

第二章
西芹汁好處多多

西洋芹是未知的疆域，尚未經過充分研究。關於規律攝取西洋芹能對我們帶來哪些效益，目前的研究尚且不足，所以沒人了解西洋芹其實是強大的營養庫。

上面談到的只是西洋芹本身，因此你能夠想像，倘若我們連普通的西洋芹都還沒摸透，那麼不久前還沒什麼人認識的西芹汁，肯定更未受到應有的科學認知。相關研究還常把西洋芹與西芹汁混爲一談，認爲這兩者沒什麼不同。假如曾對西洋芹做過些許研究，應該能合理推論出新鮮西芹汁所含有的營養成分。但事實遠勝於此，西芹汁其實是層次超越普通西洋芹的藥草萃取液，值得對其獨立研究，好讓我們見證並記錄西芹汁獨特的療癒性質。

截至撰寫本書爲止，對於每日空腹飲用四五〇毫升西芹汁的效果，全世界仍在等待禁得起同行驗證的嚴謹研究結果。當研究人員終於打算著手時，如何設計研究方法將變得極爲關鍵。然而，假如透過雙盲研究，技術人員必須遮蔽西芹汁的味道或顏色，讓受測者無法得知自己喝下什麼液體，研究人員也無從得知自己遞出去的是什麼，其中的添加物又會影響西芹汁的純度，以至於影響效果。或者他們能試著透過給予某種西洋芹精華膠囊，來迴避此問題，但同樣的，這無法提供等同於四五〇毫升新鮮西芹汁的效果。倘若有研究報告出爐，結果對西芹汁的功效表示質疑，必當先仔細檢視其研究方法。只有懷抱最高的敬意、最嚴格的標準才辦得到。

我們所聽過任何關於西洋芹的研究，都將重點放在西芹桿、西芹葉、西芹籽，或者經過還原可變成液體的西芹粉，但這些全都無法讓我們了解新鮮西芹汁的作用。再者，這些研究並非聚焦於逆轉人體疾病的效果。有些是用來保存肉類，結果卻模糊了焦點，讓人擔心起硝酸鹽和亞硝酸鹽的問題（等你讀完第七章「謠言、疑慮與迷思」就能放心了）。眞正關於健康方面的研究，則大多用的是齧齒動物。而且別忘了，拿西芹桿來做實驗不等於研究西芹汁。再說一次，兩者並不相同，分屬於兩種領域，雖然可能都難以下嚥（可以這麼說），但彼此不一樣。光是嚼食西芹桿，無法提供我們大量養分，也無法喚醒西芹汁所蘊含的潛力。

總有一天，醫學研究與科學界會趕上數百萬透過西芹汁恢復健康之人的腳步，這些人早已比過去更加活力旺盛，不僅逆轉了慢性與急性病狀，也重拾了健康的生活。研究人員終會發現，西芹汁不只是短暫的風潮，客觀而言，更是這個時代的療癒良方。

直到這番發現問世之前，他們也許會圍繞著西芹汁可能造成的風險而心生恐懼。我們的世界有時候會走回頭路，因此必須時刻謹記，追求科學的榮耀行爲，其層次並未超然於人類之上。科學是以人爲本的探索，過程並非如我們有時理想中那般完全獨立、公正。然而科學家往往處於莫大的壓力之下，爲了進行研究，實驗室需要金錢，但資金並非總是取自於最開誠布公或公正無私的來源。而資金與既得利益可能會影響研究成果或對於結果的解釋（第十章「一場療癒運動」將探討更多內容）。

由於新鮮西芹汁如此單純，並沒有龐大的拓展規模或獲利，因此威脅到營利取向的健康產品的現況，所以營利團體最有可能贊助研究的目的，就在於發掘西芹汁產生的問題，進而試圖使這項運動銷聲匿跡。業界並不喜歡這種如流氓般的有效逆轉疾病方法——所謂「流氓」，代表這種方法完全不受專利權或金錢體系的約束。比如說，西芹汁無法變成膠囊裝罐，再讓消費者付出大筆金錢購買，因爲這樣一來就不新鮮了。但這並不表示阻止了所有商業行爲，仍有一窩蜂的人試著透過西洋芹與西芹汁獲利，卻未曾眞正了解西芹汁對於慢性病患者的功效，然而患者才是最需要找到這種帶有希望與療癒解方的人。

人群終究會站在眞相這一邊，衆人會發現，即使這些雜音不絕於耳，但是眞正、純粹、新鮮、未經保存或變質的西芹汁。一直都有效，他們會了解所有恐懼都是子虛烏有，西芹汁永遠都是奇蹟良方。

而人們也會知曉西芹汁能助你療癒的確切原由，亦即西芹汁當中促成這項全球療癒運動的主要成分。你將發現許多營養專家與學者大談西芹汁帶給人類的益處，來自於其豐富的維生素A與維生素K。沒錯，西芹汁確實含有維生素A與K，而幾乎所有蔬菜及香草也都有，但人們並未藉由其他食物獲得如此神奇的復原療效。單靠這些營養數據，並無法解釋這種草藥爲何能扭轉人類的生命，這也是懷疑論者感到困惑之處。西芹汁所蘊含的力量，有某些層面尚未爲人所知，而我們在此便要探索這些神祕的益處。

天然抗菌劑——鈉簇鹽

你在本書中會看見關於鈉的討論，多數時候談的都是鈉簇鹽。如果你以往對鈉感到不安，或者這個字會讓你緊張起來，我向你保證，西芹汁當中的鈉是有益的。即便你正採取低鈉飲食，一樣可以飲用西芹汁。與攝取撒上食鹽（即使是最健康的喜馬拉雅岩鹽或凱爾特海鹽）的食物不同，雖然你的身體不會將加在食物中的普通鹽分當成好朋友，卻會將西芹汁當中的鈉當成自己人。

西芹汁與你同一陣線，能確實排除多年來存在體內器官當中的有毒結晶鹽。假如你在規律飲用西芹汁時抽血檢驗，可能會顯示鈉濃度提升，但其驗到的是西芹汁從體內匯集並清洗出的老舊、有毒的鹽分。另外，也可能是你並未戒除食鹽，所以血液分析也會檢驗出你體內的鹽分。驗血並不足以區分其中的細微差異。

血液檢驗也可能檢測出來自西芹汁的某些鈉，而這些是我所稱的巨量鈉，也就是完全健康且必須的植物鈉常見型態，同樣對身體有益而且均衡，不會使血中鈉濃度數值上升。換言之，假如驗血報告顯示鈉濃度提升，並不是西芹汁當中的鈉所導致。同樣的，鈉濃度上升的原因也不是西芹汁當中的鈉簇鹽。血液檢驗的敏感度不足以檢出西芹汁裡的鈉簇鹽；驗血並不是爲了測出它們，因爲它們仍屬於科學研究在鈉當中尚未發現的子群。

因此，西芹汁當中有益的巨量鈉只會穩定血液，而不會造成鈉讀數增高。然而同樣的，要取得穩定讀數可能需要多花點時間，否則讀數會不斷波動，原因在於：(1)我們很容易攝取過量食鹽，因爲食鹽幾乎無所不在，而且會出現在驗血報告之中，再者：(2)西芹汁偶爾會將深藏於器官內的老舊有毒鹽分清洗出來，同樣會使驗血報告的解讀產生偏差。

西芹汁當中有益鈉的複雜結構高過於其他類型的鈉，也負責不同的工作與職責，是構造與型態完全不同的鈉。它能作爲神經傳導物的關鍵成分——說得更清楚些，它是終極的神經傳導化學物質。西芹汁因此成爲地球上最強力的電解質飲料，無人能出其右。

接著來談談我所稱的「鈉簇鹽」，這種西芹汁中尚未發現的鈉子群。「鈉」加上「鹽」聽起來有些多餘，然而這代表它們是成簇聚集在西芹汁中巨量鈉周圍的礦物鹽。也就是說，鈉簇鹽是圍繞在我們所知道西芹汁中所含鈉周圍的獨立化合物群，全部排列成類似太陽系的結構。微量礦物也存在於這種活的、會移動的團簇之中。有些微量礦物與鈉簇鹽本身相互連結，有些則單純漂浮在團簇裡頭。

這些團簇帶給我們一些訊息，這點很罕見，因爲大多數的植物都只在乎自己（人類有時候也是如此？）。植物所蘊含的訊息主要是爲了在產地能夠生生不息、爲了取得滋養、爲了生存。但西洋芹不同，其中的某些訊息是要傳達給我們，或者說傳達給攝取的動物。鈉簇鹽並不是爲了在西洋芹生長時確保健康的防衛機制，不是用來維持植物的生命，而是爲了我們。鈉簇鹽含有在進入我們體內時才會啓動，並有利於健康的訊息；來自這種植物（藥草）本身的訊息，以及植物生長時來自太陽的訊息；代表植物的目的及其如何協助攝食動物的訊息；關於延長生命如此複雜使命的訊息。即使西洋芹生長在貧瘠的土壤中，仍然含有簇集鹽。

並非所有的鹽分都相同。雖然很容易認爲鈉就是鈉，無論是存在於海鹽、植物、土壤、岩石或鹽湖都一樣，但並非如此。假如從化學實驗室中仔細觀察，技術人員會發現西芹汁的鈉當中含有不同種類的鹽分，也會看見彼此相互環繞的鹽簇共成一體，與其他香草、蔬菜或礦物質中的鈉都不同。

西芹汁中的鈉簇鹽能在流過血液與器官時中和毒素，代表當簇集鹽接觸毒素時，便會使麻煩分子失去攻擊能力，並且變得更爲友善、更能受身體接納，毒性也更低，因此不會傷害人體細胞與器官組織。

西芹汁的鈉簇鹽尤其能夠應付有毒重金屬這類毒素。重金屬具有破壞性的活性電荷，會傷害肝臟細胞、腦細胞，甚至全身上下的細胞都可能受影響。簇集鹽會去除電荷的破壞性，使其失去活性與殺傷力，特別能消除例如銅、汞與鋁等有毒重金屬對細胞的破壞力。

鈉簇鹽也能擊退有害的細菌與病毒（你將在下一章更加了解這項能力）。像是鏈球菌等難以對付的病菌，無法對鈉簇鹽產生如同對藥用抗生素所產生的抗藥性或免疫力，因此簇集鹽在你每次飲用西芹汁時都能發揮效果。西芹汁的礦物鹽可以在通過小腸與結腸時，甚至是被吸收到血液並透過肝門靜脈運送到肝臟時，殺死過度生長的細菌、眞菌與病毒，可說是神奇的抗菌劑，有助於提升全身的免疫系統。

這些礦物鹽能有效協助肝臟製造膽汁，一部分是因爲簇集鹽進入膽汁後能使其濃度更強，一部分則是因爲西芹汁能促進整體肝臟再生，使其機能正常運作並且更有效地製造膽汁。因此西芹汁，對於肝臟有絕佳功效。

簡單總結：西芹汁當中的鈉，懸浮於西洋芹內部的活水之中，而活水裡頭是與其緊密相連的鈉簇鹽。因此簇集鹽會圍繞並懸掛於鈉之上，而它們本身也是不同種類的鈉。鈉的不同型態共成一體，卻又彼此分離，這便是西芹汁的構成型態。醫學研究與科學界尙未鑑別這點，因爲他們並未探究比「西洋芹具有鹽分」更深遠的眞相。其實沒有這麼簡單。假如他們只做表面分析，看起來就跟鹽沒什麼兩樣。但假如更深入分析，便能夠區別並分辨出西芹汁當中不同種類的鈉，進而可能發現鈉簇鹽對於人類健康的各種影響。

你不需要花數十年等待這些醫學解答，因為答案已然握在你手中。透過本書，你將發現鈉簇鹽蘊含驚人的潛在益處，詳細內容請參閱下一章「緩解你的症狀與不適」。

顧胃強肝——輔因子微量礦物質

先前我曾提過，微量礦物是鈉簇鹽簇集的其中一部分。更精確地說，我稱之為輔因子微量礦物質。這些尚未為人所知的微量礦物，有些與簇集鹽相連接，有些則自由漂浮於活性化學化合物中，它們對於消化作用特別有益。一部分原因在於，它們能幫助恢復某種醫學研究，與科學界尚未發現的人體缺乏的鹽酸。

沒錯，我們胃裡的胃酸其實是七種酸混合而成的複合體，而西芹汁能在胃酸不足時幫助補充胃酸。原理如下：輔因子微量礦物質藉由進入並滋養胃腺細胞，藉此幫助胃腺組織再生，並提供新的能量使其機能運作正常（構成胃腺細胞的礦物質影響了胃腺細胞的品質）。隨後，胃腺便能以最大效率製造全部七種酸的混合體，使胃酸得以殺死胃部、十二指腸以及小腸裡頭的害菌。別將此作用與鈉簇鹽本身清除病原體的能力混淆：鈉簇鹽會直接通過腸道，使所到之處的病毒與細菌失去殺傷力；輔因子微量礦物質則是幫助胃部產生更優良的鹽酸來自我防衛，也讓胃液能更有效殺死腸道中的害菌。

身體的不同部位具有各自的免疫系統，而西芹汁的輔因子微量礦物也對它們有所幫助。例如，這些微量礦物能強化肝臟爲個人打造的免疫系統，提升其淋巴細胞（白血細胞），擊退鏈球菌這類入侵者的能力。你的肝臟也能利用西芹汁的微量礦物，製造某種可以攻擊鏈球菌等害菌的化學武器——不只防禦，更能主動出擊。

恢復器官生命力——電解質

爲什麼電解質這麼重要？你的身體透過電流運作，電解質使電力得以流動，並且傳遞全身細胞之間的訊息。電解質幫助細胞接收氧氣，也提供細胞解毒與排除毒物的能力，可說是體內各項機能中細胞連繫作用的一部分，能幫助思考例如「我要上廁所」的想法，並且讓你起身行動。

當我們聽見飲料中含有電解質時，並不等於它們是以完全、活性且活動的型態存在，很多時候只是部分的電解質、獨立的微量礦物或礦物質，就好比是建構的素材。而西芹汁含有完全活性的電解質：完整型態的鈉簇鹽，使西芹汁成爲最佳的電解質來源。

我們腦中的神經傳導化學物質是由電解質構成。西芹汁當中的完全電解質進入身體，完整補充神經傳導化學物質，使原本脫水、喪失機能，幾乎無用的神經傳導物恢復生命力（神經傳導物就像是空蕩蕩的蜂巢，神經傳導化學物質則像是賦予蜂巢生命力的蜜蜂）。其他來源只能偶然地補充神經傳導化學物質——必須由偶然漂過的部分電解質累積而成。例如從某種食物取得一些鉀、從某種飲料取得一些鎂、從海鹽取得一些鈉，但這些元素流落至身體各處，在身體持續嘗試利用它們的情況下，我們時常處於缺乏狀態，而西芹汁當中的完全電解質，可以確實使所到之處的血液與器官恢復生命力。

沒有其他藥草或飲料能立即補充構成完整神經傳導化學物質所需的各種活性電解質，只有西芹汁辦得到。而且西芹汁中的完全電解質能使腦中的神經傳導物重獲新生。一旦西芹汁的電解質落在神經元上與之建立聯繫，便有一股電脈衝將其啓動，就好像打開電燈開關一樣，使我們獲得無比的輕鬆感。這時，它們已不僅是完全電解質，而是完整的神經傳導化學物質，能產生汰舊換新的效果，使神經傳導物的運作回到正軌，並讓身體機能發揮最佳功效。也由於西芹汁的電解質成分完整，身體不需要爲了補充電解質而四處收集礦物質，好比直接取得完整、更新的包裹，可以立刻安裝上線。

改善自體免疫失調——植物激素

西芹汁含有目前尚未發現的特定植物激素，能供應並補充內分泌系統中的各種腺體所需，包括胰腺、下視丘、腦下垂體、松果體、甲狀腺與腎上腺。這是西芹汁能神奇地維持體內均衡的原因之一，也是人類能透過西芹汁療癒與恢復的一大主因。

同時，西芹汁在改善自體免疫失調時所扮演的關鍵角色，亦來自於此，因爲罹患自體免疫或其他病毒症狀的患者，都面臨著內分泌失調的問題。西芹汁的鈉簇鹽加上植物激素，正好接二連三地對自體免疫疾病迎頭痛擊。一方面，鈉簇鹽幫你擊退引發自體免疫症狀的病原體活動，另一方面，西芹汁的植物激素進入甲狀腺等內分泌腺體，使其變得強化、穩定。假如某個腺體機能稍微低落，透過每日飲用西芹汁，不斷灌注充分劑量的植物激素，能使腺體逐漸恢復平衡。假如某個腺體機能亢進（過度活躍），規律補充激素則能幫助緩和。這種植物激素對於內分泌波動也相當有效，畢竟不只自體免疫失調患者，每個人都曾經歷過內分泌波動，只是程度高低的差別。從虛弱的腎上腺到低落的甲狀腺，內分泌問題無所不在，而西芹汁的植物激素有助於解決問題。

沒錯，西芹汁含有尚未受到醫學研究或科學界所辨識或歸類的多種植物激素。雖然其他幾種植物激素都對人體有所幫助，但能夠提供上述內分泌效益的只有其中一種。而西芹汁當中還有一種植物激素有利強化人體的生殖系統（男女皆同）。這種植物激素能幫助調節並均衡生殖激素，同時刺激整體生殖系統。這與植物界的其他植物不同，因爲其他植物所含有的激素只是單純用來促進其生長過程。雖然西洋芹當中的某些激素也是用於西洋芹本身，卻同時含有能夠對人類產生藥性的植物激素。正是這種藥草性質，使西洋芹的效用超越其他藥草與蔬菜，並得以穩定生病或受苦的人體機能。西洋芹就是如此獨特，提供了我們終極的植物良方。

許多草本藥物不適合大量攝取，這也是西芹汁有如此天賦並能改變生命的另一個原因：我們可以安全無虞地大量飲用西芹汁，亦即能吸收高劑量的西芹汁藥性（之後將談到西芹汁的適當飲用量）。科學界所資助的研究還得花上數十年才能發現西洋芹中植物激素的藥性，接著還得研究它們對於人體的功效。沒錯，還要等很久，但你現在就可以善加利用。

整腸助消化——消化酵素

西芹汁當中的消化酵素，並非只用於分解胃中食物，還有更加驚人且獨特的功能。它們像是一顆小膠囊，在進入小腸、受到 pH 值的影響後便會溶解。沒有其他食物的酵素能如此運作。

你不需要豪飲西芹汁當中的酵素，就能夠顯著改善消化效果，因爲它們具備（有益的）感染力。西芹汁酵素好比舞台上的相聲演員，只要說個笑話便能使全場發笑。同理，西芹汁酵素可以重新點燃、喚醒並再次啓動許多停留在小腸之中、來自其他來源而且已經虛弱無力的消化酵素。

這些其他的酵素之中，有些來自食物、有些來自胰腺，還有許多未知酵素是從肝臟而來。製造第三種消化酵素的來源，是肝臟目前未知的化學機能；別與驗血報告中的「肝酵素」搞混了，這裡提到的消化酵素是由肝臟製造，再透過膽汁進入小腸，與胰腺酵素完全不同。想要了解肝臟的消化酵素，你得先知道該從何找起，然而探究這種酵素並非醫學研究與科學界目前的優先目標。在未來幾十年內，科學研究將會發現這些來自肝臟並存在膽汁之中的消化酵素。

當肝臟過度負荷而變得虛弱——大多數人皆是如此——肝的消化酵素便不如原本那般強效，因此無法幫助消化作用與脂肪分解作用達到該有的程度。西芹汁酵素則可以重新刺激這些疲憊的酵素，使其得以克盡職責。此外，西芹汁酵素也會重新刺激來自食物、並定居在小腸當中的酵素；同時，西芹汁本身也是肝臟的興奮劑，亦即飲用西芹汁能使肝臟製造膽汁中更強力的消化酵素；不只如此，西芹汁酵素也幫助強化胰腺，並活化胰腺酵素；此外，西芹汁酵素本身就對分解、消化與吸收某些無論膽汁或胃酸都難以處理的特定養分，具有強大效益，因爲消化過程就是如此複雜。效果眞不少，對吧？還不只如此。

別忘了，醫學研究與科學界對於食物進入胃部之後的作用尙未研究透徹。雖然有理論，卻還沒獲得所有解答。當我們談到西芹汁消化酵素的諸多功能，所說的並不只是單一種酵素，而是三種。科學界尚未發現這些酵素，所以也沒有既定名稱。我基於趣味，將它們取名爲春、夏、秋。一旦科學界發現後，研究人員很可能把它們定名爲374、921與813。

無論如何，這三種尚未發現的酵素的確存在西芹汁中。正如你剛讀過的，它們就像是興奮劑，能夠爲來自其他來源、已然變得疲勞、虛弱又稀少的消化酵素賦予生命力，也能爲減少腸道內的無益酸性物質與黏液帶來部分貢獻。多數人的小腸前段，充滿這類黏液與有毒酸性物質，而這些酵素對於稀釋、減少與均衡這些酸，扮演了關鍵角色，並能同時侵蝕、分解與溶解黏液，最後將其排出腸道。一旦黏液消失，西芹汁的鈉簇鹽便更容易接觸並摧毀小腸中的害菌，包括鏈球菌（小腸細菌過度增生的主因）、其他害菌與病毒。（我知道某些訊息來源時常主張寄生蟲也生長在腸道內，但假如你眞的有寄生蟲，你一定會知道，因爲你會痛苦到非得去醫院就診不可。話說回來，倘若你依然認爲腸道問題是由寄生蟲引起，那麼的確，西芹汁酵素也會改善這點。）

西芹汁其實含有超過二十四種酵素，其中大部分尚未受到辨別，而且有助於分解腸道內的廢棄物質。這三種特別酵素——如果你願意，可以稱之爲春、夏、秋——對於小腸的效果尤佳，能發揮西芹汁許多尚且不爲人知的幕後機能，進而在一定程度上改善人體健康。根據西洋芹生長的地點、種類的不同，以及是否灌溉較多水分或施以較多養分，也可能讓這三種消化酵素的含量較高，這也代表你能在一份西芹汁中獲得更多潛在益處。但一株西洋芹也可能只有其中一、兩種特別酵素的含量很高，無法一概而論。儘管如此，所有西洋芹必定都含有這三種特別酵素。

排除體內重金屬——抗氧化物

西芹汁所含的抗氧化物功能之一，是排除堆積你體內有毒重金屬周圍的沉積脂肪。重金屬最常堆積的部位是大腦與肝臟，沉積脂肪則像吸盤一樣緊緊黏著有毒重金屬，而當沉積脂肪與有毒重金屬接觸時，便會導致金屬氧化。有毒重金屬具有破壞性電荷，這也是使它們與沉積脂肪及其他有毒重金屬發生有害反應，並在過程中產生氧化的部分原因。就本質而言，我們談的是金屬在體內生鏽，導致腐蝕作用，損害附近組織。沉積脂肪的吸收力很強，會吸附這種脂溶性極高的有毒廢物。最後，沉積脂肪變得具有高度毒性，並且能夠作爲肥料，餵養EB病毒（EBV）、帶狀疱疹、人類疱疹病毒第六型（HHV-6），或任何能抵達腦部的病原體，引發各種症狀與疾病，而其中一部分被診斷爲自體免疫疾病。

重金屬與重金屬氧化作用是目前尚未受人發現，但卻會導致腦霧、記憶衰退、憂鬱症、焦慮、躁鬱症、注意力不足過動症與自閉症，以及嚴重心理與生理退化，例如阿茲海默症、肌肉萎縮性脊髓側索硬化症（ALS）與帕金森氏症的主因。西芹汁的抗氧化物，能藉由排除重金屬周圍的沉積脂肪，幫助預防金屬鏽蝕，更能特別包覆重金屬以防止氧化。附著在西芹汁抗氧化物上的鈉簇鹽，可以消除有毒重金屬的破壞性電荷，降低重金屬的殺傷力。當破壞性電荷中和後，西芹汁的特殊抗氧化物便能更有效地阻止氧化作用。這也是西芹汁另一種獨特又無人知的能力，有助於治療各種症狀、不適與疾病。

天然解毒劑——維生素C

當你想到維生素C這種抗氧化物時，或許並不會想到西洋芹。「裡頭的維生素C這麼少，就算攝取再多也沒什麼用，對吧？」正好相反，西洋芹當中的維生素C含量比番茄還高，也比青花菜還高，甚至高過柳橙。這是因爲西洋芹的維生素C種類獨特，不需要經過肝臟中的甲基化作用便能爲身體所用。也就是說，透過這種生物可利用性高、預甲基化的型態，西芹汁當中的維生素C促進免疫系統的效果，超越其他任何種類的維生素C。

大部分患有任何症狀、病徵或疾病的人，肝臟多少都有問題，可能是功能遲緩或功能不良，而且裝滿了毒素與病原體，包括病毒、細菌、有毒重金屬、殺蟲劑、除草劑、舊型殺蟲劑ＤＤＴ，甚至是微量輻射，當然還有其他麻煩因子。更不用說我們每天不知不覺讓高脂肪飲食轟炸肝臟，無論是健康或不健康的脂肪都同樣造成負擔。一般而言，養分甲基化是發生在肝臟裡頭；透過這種轉化過程，使維生素C與礦物質能夠在離開肝臟後，立即供全身上下使用，但醫學研究與科學界並不了解肝臟在其中扮演的角色有多吃重。如今有這麼多人面臨肝臟負擔過重、運作不良的問題，再想想肝臟負責如此關鍵的機能，便能得知甲基化的問題已經相當廣泛。這代表雖然我們從一般食物中所吸收的維生素C相當有益，但肝臟仍必須再加以處理，而這爲本就已工作繁重的肝臟，又添一筆待辦事項，也或許永遠無法處理完善。

特別的是，從西芹汁中獲取的維生素C，肝臟不需經過加工、調整、轉化與甲基化，便能使其爲身體所用，因爲這種維生素C已經完全預甲基化。雖然取自其他蔬菜水果的維生素C相當重要，但至少可以說，西芹汁當中的維生素C就是如此獨特，這也是你能透過西芹汁展開療癒的原因。

這種維生素C與西芹汁的鈉簇鹽之間有某種特殊關係。因爲簇集鹽具有圍繞於西芹汁中其他養分，並幫助將養分輸送至全身的能力，所以也能夠附著於維生素C，一同抵達免疫系統最迫切需要這兩種成分的部位。

來自西芹汁的維生素C越多越好。西洋芹的維生素C含量看似很低，但當你想想喝下一整把西芹汁時，所攝取的維生素C含量其實高得多。將一整棵西洋芹當中的預甲基化維生素C濃縮在四五〇毫升的玻璃杯中，並空腹飲用，意味著你立刻就增強了免疫力。

受自體免疫問題所苦的人——代表體內的病毒或甚至病菌含量過高——比較難進行排

毒，因爲肝臟已經負荷過重而功能遲緩，也表示血液中持續充滿毒素，尤其是病毒殘骸。滿載神經毒素、皮膚毒素與其他病毒廢棄物質的血液，可能會使人被診斷出多發性硬化症（MS）到萊姆病等各種疾病（雖然原因並非醫生或血檢室知道驗血是針對病毒副產物進行檢測，而且這些症狀也確實是由病毒引起的；驗血只能檢測出未知的發炎指標）。通常在病毒含量高的個體中，維生素C（尤其在量大時）較不容易受到加工。而西芹汁所含的維生素C不同：既溫和、生物可利用性高，也更適合各方面機能欠佳的人攝取，同時很容易排出體外。而且當西芹汁的維生素C離開身體時，也會與血中的病毒廢棄物質結合，再透過腎臟、甚至皮膚共同排出體外，同樣對人體有益。換言之，它能幫助排除病毒殘骸，避免自體免疫症狀持續惡化。對於正在對抗病毒性症狀與疾病的患者而言，西芹汁的維生素C便是解答，更稱得上是解毒劑。

餓死害菌、淨化腸道——益生原因子

其他益生原食物會使害菌挨餓，至少在當下阻礙害菌自我餵養的能力，藉此使益菌叢得以生長茁壯。而西芹汁的益生原因子能在其他益生原無法達到的層面發揮作用。不只使害菌挨餓，更能主動分解、削弱並摧毀害菌。

西芹汁也能奪走害菌在腸道中的食物來源。害菌叢某種程度上是以留存在消化道內的腐敗食物囊袋爲生。這些囊袋食物好比害菌在食物缺乏時的乾糧包，而西芹汁就像丟進乾糧包裡的手榴彈，將堆積已久的脫水脂肪與蛋白質分解、消除。即便剛開始撐過西芹汁殺菌攻勢的害菌，最後也會因爲缺乏食物來源而死亡。鈉簇鹽的淨化威力就是這麼強大。

西芹汁還有另一項功績，是其他藥草、蔬菜或益生原都辦不到的：西芹汁能將腸道中經過分解、死亡的細菌，轉變爲益菌的食物。當害菌被鈉簇鹽滲透，便能被益菌吞噬。這種作用的原因在於，西芹汁的鈉簇鹽能夠消毒，在摧毀害菌後，將裡頭的毒物抽出，害菌細胞因此變成空無一物的美味殘骸，讓益菌吞食並得以茁壯。

富有生命力、會呼吸的飲料——水合生物活性水

你可能聽人說西芹汁當中大部分都是水。就這種謙卑的藥草及其對人體產生的神奇效果而言，如此說法少了最關鍵的認知。沒錯，西芹汁確實富含我們所統稱的水，但這種水卻不是你用來裝滿游泳池或倒進魚缸裡的水，也不是從水管流出來的水，或是天上降下來的雨水。西芹汁裡頭的水跟地球上任何一條溪流的水都不同，並不是我們所以爲的水。西芹汁是富有生命力、會呼吸的飲料。

西芹汁當中的水透過特殊的方法來維持生命，稱爲水合生物活性水。

西芹汁與普通的水相差甚遠，不適合摻在一起，這是我反對加水或冰塊來稀釋西芹汁的原因。普通的水會使西芹汁的效益變得無用，這也是我反對將西洋芹或西芹汁脫水後再加水還原的原因，如此並無法重新創造出一杯西芹汁。現榨西芹汁的液體能夠供養生命——藉此延續你的生命。若宣稱西芹汁與水無異，著實貶低了西芹汁，就好比你對女兒說她的學校專題毫不特別，跟其他人的作品沒什麼兩樣。你一定不會這麼說吧？因爲女兒的專題一定與其他同學截然不同，必屬巨作。

因此，當我們聽見謠言宣稱喝西芹汁等於喝水時，不需要隨之起舞。西芹汁是療癒的液體、是結構完善的滋補液；充滿著這種藥草的生命，更蘊含這株植物的生命歷程、能量與養分。雖然西洋芹生長時並未刻意改變其吸收的水分，但我們不應該貶低西芹汁，對於「西芹汁不過是加了一點養分的水」這種說法也不必擔憂。

一杯西芹汁裡頭飽含著訊息、充滿著智慧，更富含大量的微量礦物與鈉簇鹽。不只如此，西芹汁當中的水合生物活性水架構獨特，蘊含了賦予生命的養分與植物性化合物，能夠立即輸送至你的體內。這種水分生機盎然、秩序井然，未來必會被好好研究。

你的血液裡所蘊含的水，也與我們倒進杯裡的水不同。血液中的水分是在生命力中經過組織的一環，而成爲血液的水分，已不再是單純的水。西芹汁也一樣，我們必須將西芹汁當中的水分視爲西洋芹的生命力，就如同血液也是我們的生命力。來自西芹汁的生命力能夠與我們的生命力結合，與我們的血液合而爲一。正因爲我們是生物，如果我們攝取這種有生命的水，將比攝取普通水分更加有益。西芹汁的水合生物活性水甚至超越了有生命的水，它，就是生命。

第三章
緩解你的症狀與不適

你將在本章讀到更多的療癒資訊，探討人類受苦的原因以及我們該如何解脫。各種症狀、不適、病症、失調與疾病的名稱——尤其是慢性病——未必能告訴你健康問題背後的成因。這通常是由於醫學研究及科學界還在尋求解答，病因尚不明確，只能透過理論解釋。你為了健康不斷嘗試，因而感到掙扎。除了生理與心理的難關之外，還有情感上的考驗，例如對自己的身體失去信心，以及面對旁人不了解自身苦痛時的冷言冷語，甚至是質疑。坊間有太多矛盾、混淆的訊息，讓人們感到納悶，覺得自己是不是活該受苦，或是因為負面想法而生病，又或者為了博得關注而裝病。其實是這樣的：要承受孤立與輕蔑，同時還要尋求答案並解決謎團，本就會耗費大量的心力。

我撰寫這一章的目的，就是為了破除謎團，並且在有限的篇幅中，盡可能闡述導致慢性疾病的眞正原因，同時讓你了解西芹汁能如何紓緩或預防特定的健康問題。

本章是你的見證。你的痛苦很眞實，但你不該受此折磨，而你的身體也不會讓你失望。運用適當的資訊，你必能痊癒。

對於《醫療靈媒》系列書籍中關於慢性病與難解疾病的解密內容，本書的許多讀者應該不甚了解。基於此原因，遑論全球，光是美國就有數千位醫生，在診所內利用《醫療靈媒》系列書籍作爲參考資料，藉此幫助患者。起初是因爲有患者帶著書籍向醫生求診、談及自身的改善情況，並要求醫生參考書中資訊來輔助看診。在書籍出版的許多年前，我也曾與醫生共事，提供進一步的醫療資訊，協助醫生幫助受慢性病與難解疾病所苦的患者。

如果你主要的健康問題並未出現在本章的清單中，別感到絕望。我也希望能有足夠篇幅將所有人的問題都列進來。你可以在其他《醫療靈媒》系列書籍中，找到更多症狀與疾病成因的解釋，而且也更詳細，同時還有如何康復的指引。另外，即便本章沒有列出你的問題，並不代表西芹汁對你沒有幫助。繼續讀下去，你至少會在清單中找到一種曾經歷過的症狀，而治癒症狀能使你走上改善整體健康的路。

好戲準備登場，你即將一窺大約一百種症狀與疾病的眞正病因。假如你以前常聽到「自發性」或是「原因不明」這類說法，而且從未眞正了解爲什麼你的關節會痛、爲什麼母親在你小時候老是累得無精打采、爲什麼姊姊一直難以懷孕、爲什麼叔叔飽受耳鳴所苦、爲什麼表弟有多種自體免疫疾病，或是爲什麼姪兒晚上都睡不好，那接下來有許多內容會讓你感到驚訝。在不同案例中，我都會說明西芹汁如何改善病症，使你與家人得以康復並重拾健康。

成癮症

成癮症通常是由缺乏營養所引起。機能不良的肝臟無法轉化養分，因此沒能透過血液充分運輸至大腦與身體其他部位，這是成癮症的主因之一。肝臟與大腦中高濃度的有毒重金屬，例如汞、銅與鋁等，則是另一項主因。情感束縛、壓力、妥協、創傷及損傷，也都是幕後黑手。

西芹汁能夠解決上述所有問題，像是從各方面穩定肝臟，包括葡萄糖的接收反應。葡萄糖的接收反應很重要的原因在於：患有成癮行爲的人，大多也都有胰島素抗性的問題。西芹汁能幫助緩解胰島素抗性，並幫助細胞開放與接收葡萄糖，不需全然仰賴胰島素的作用。

西芹汁能滋養大腦、修復神經元並補充神經傳導物，也能幫助中和有毒重金屬，使其失去殺傷力，並且從大腦釋出，還能協助金屬彼此碰撞與反應時所產生的副產物沖走。西芹汁的植物激素也能減緩腦細胞死亡、甚至協助製造新細胞，使身陷情緒問題的人找回平衡與冷靜。

另外，西芹汁的植物激素能改善並強化腎上腺，爲其注入活力，使處於亢進或低落狀態的腎上腺恢復平衡，進而消除成癮行爲。

西芹汁的另一項優點在於能使血液與身體鹼性化、減少酸中毒，藉此將成癮衝動降至最低，緩和需要抽根菸或再吃一塊巧克力的感受；也有助於沖走人體內的老舊藥劑以及其他使人成癮的藥物，從肝臟與血流中洗掉，使成癮行為更不容易復發。

腎上腺症候群

腎上腺疲勞、壓力、虛弱與疾病

西芹汁能修復受損的腎上腺組織，以及由於感染疾病或是長期處於戰鬥或逃跑等緊張狀態下而變得虛弱的腎上腺，藉此幫助解決各種腎上腺機能失調。醫學研究與科學界尚未察覺腎上腺對我們有多少作用，也不知道腎上腺能製造十多種支持生命中一切行為的複雜綜合激素。我們的腎上腺是終極的激素製造機，製造能力甚至超越生殖系統。當我們經歷困境；當我們體驗愛情、愉悅與歡喜；當我們進行簡單的工作，如上廁所、淋浴、刷牙、進食與消化食物，或其他任何行為，腎上腺都參與其中，負責製造獨特的腎上腺綜合激素，來協助身體的機能運作。

我們有兩組腎上腺，分別在左右兩邊。兩組腎上腺負責製造不同種類的激素。一般而言，兩組的強度有所不同，其中一組由於工作過度而較為虛弱，以至於製造的腎上腺素較少，迫使另一組開始過度運作，最後也同樣變得衰弱。西芹汁的成分能夠進入腎上腺並滲透組織，從各個層面強化細胞，使其受到療癒、滋養與呵護。我也許應該爲鈉簇鹽取個綽號，叫做「鈉腺鹽」，因爲鈉簇鹽修復腎上腺的能力相當強大，對腎上腺可謂具有奇效。常聽到海鹽與高山岩鹽對人體有益，大衆因此視其爲最佳鹽分。這些的確是優質鹽，但這兩種鈉並不具有藥性，無法提供與西芹汁鈉簇鹽相同的效果。微量礦物質以我們在其他食物或鹽分中都看不見的方式，與西洋芹的簇集鹽相互連結。簇集鹽可以重新恢復並注入腎上腺細胞的生命力，也讓腎上腺體得以快速製造健康又強壯的新生細胞。

西芹汁可以平衡腎上腺，讓虛弱的一方迎頭趕上強壯的一方，並使兩組腎上腺得以彼此交流，這是醫學研究與科學界尚未發現的腎上腺功能。西芹汁極爲強大的電解質，便是這種腺體間溝通的推手：西芹汁的礦物鹽進入其中一組腎上腺，並透過血液流出，再攜帶來自第一組腎上腺的訊息，進入另一組腎上腺。

關於腎上腺疲勞的更多資訊，請參閱本章關於「疲勞症」的段落，而在《醫療靈媒》一書中也有探討相同主題的完整章節，你會在該書中找到我們每天所需要的五十六種獨特腎上腺激素資訊。西芹汁是幫助修復腎上腺的恩賜，使我們免於罹患或受到腎上腺症候群、機能失調與疾病的威脅。

阿茲海默症、失智症與記憶力衰退

記憶力衰退可能透過許多不同方式發生，型態包括無法取得長期記憶、喪失短期記憶，或甚至是短期與長期記憶力衰退、時好時壞地交替發生。我們談的不只是當你在忙亂中將東西擺錯地方，或在熱鬧的購物中心忘記車子停在哪裡等等，雖然當你在壓力過大的日子裡要回想一些事情時，西芹汁對這種過度忙碌的問題也有幫助就是了。

這裡要談的是嚴重的記憶力衰退，例如阿茲海默症與失智症，我們並不了解根源其實是大腦中的有毒重金屬，最常見的就是汞跟鋁，其次是銅、鎳、鎘、鉛以及砷。每個人在腦中都有不同含量與組合的有毒重金屬，有些金屬相互交錯、有些金屬相互並列，還有些金屬混合形成合金。

記憶力衰退就發生在這些金屬氧化的時候。氧化中的金屬會引起剝離現象，想像汽車上有片金屬漸漸生鏽，接著變成一片硬殼，並冒出鏽泡。這正是大腦裡頭的情況，只不過是發生在顯微鏡底下、甚至奈米級的微小規模。氧化反應的主因之一，是血液中含有高濃度的脂肪——無論健康或不健康的脂肪都一樣。不管飲食中是否充滿優質油脂，例如來自堅果、種子、酪梨、乳酪、蛋、雞肉、魚以及牛肉，或是氫化油、蛋糕、餅乾、甜甜圈與其他油炸食物，進入血液的脂肪都會對腦中的有毒重金屬引發這種氧化反應。有毒重金屬開始分解，但卻不是透過有益的方式，而是開始生鏽、改變型態與形狀、斷裂，甚至會擴大增生。而作爲世界上無人能出其右、最強大的電解質來源，西芹汁能夠幫助修復損傷。

一方面，西芹汁的複合微量礦物，不僅幫助修復神經的傳導功能，更能完整提供神經傳導化學物質，這點極爲關鍵，因爲鏽蝕金屬的氧化性徑流會使神經傳導物汙濁化，使其變得骯髒又失去作用。另一方面，西芹汁能將有毒重金屬的氧化性徑流從神經元中清除，這是另一種重要機能，因爲神經元受到重金屬徑流侵襲時無法自我維持。西芹汁則會結合氧化物質，並加以中和，降低毒性，藉由喚醒神經元上萎靡、受傷的神經傳導物，使其發揮其原有功能，並提供完整的神經傳導化學物質。於是，西芹汁便能開始幫助改善記憶力，甚至有助於逆轉阿茲海默症。

假如你認爲，自己並未暴露於有毒重金屬之下，請再重新想一回：你吃過鮪魚罐頭嗎？喝過罐裝飲料嗎？用過鋁箔紙包覆或烹調點心、三明治並吃下嗎？喝過不乾淨的水嗎？喝過來自全世界數百萬餐廳提供的自來水嗎？曾經服過藥嗎？這些日常來源，都會使重金屬進入我們體內。

沒錯，即便是藥物也含有重金屬。甚至連我們呼吸的空氣，都含有來自廢氣與噴射燃料的微量有毒重金屬。此外，我們天生就具有世代遺傳而來的重金屬，最常見的就是汞跟銅。憂鬱症可能就是腦中有毒重金屬引起的症狀，焦慮也一樣。

這些重金屬在某些人身上可能很快就會引發症狀，氧化壓力甚至會影響年輕的成年人，而有時則需要多年的長期累積，這取決於金屬存在大腦的哪個部位、已經存在多久，以及氧化程度有多高。而當重金屬引發記憶衰退時，普遍發生在患者身上的現象便是金屬開始分解、改變型態、氧化、流入並滲透大腦組織，並影響神經元與神經傳導化學物質。當神經傳導物減少、弱化，無論是在記憶喪失之前或之後，腦霧也可能是其中的因素。

有鑑於失智症、阿茲海默症與其他記憶喪失症狀的嚴重性，每週只喝六十毫升的少量西芹汁，對問題沒什麼幫助。請參閱下一章的祕訣，了解如何透過飲用大量西芹汁來療癒嚴重的症狀，並研究第八章的重金屬解毒蔬果昔。

肌肉萎縮性脊髓側索硬化症（ＡＬＳ，路蓋里克氏病）

肌肉萎縮性脊髓側索硬化症是醫學之謎，在診斷時並沒有確切、潛在的「發現」，能解釋體內發生什麼問題。經過確診的肌肉萎縮性脊髓側索硬化症患者，在生活中可能會發生許多神經學症狀，而事實上，診斷結果通常只是根據醫生對症狀的眼見爲憑，因爲這種病太神祕了。

肌肉萎縮性脊髓側索硬化症的眞正病因，來自大腦內病毒感染，最常見的是ＨＨＶ-

6，也就是人類疱疹病毒第六型，並常伴隨身體其他部位的一、兩種病毒（例如帶狀疱疹或EB病毒）。病毒的神經毒素是導致肌肉萎縮性脊髓側索硬化症的根源，而這些特定的神經毒素，只有當身體存在大量有毒重金屬時才會產生：鋁的濃度最高、汞次之，第三高的則是銅。這些金屬反應會引起腐蝕，進而對神經元施加壓力。腐蝕性重金屬沉積也容易成爲HHV-6的糧食，因爲它們通常也存在大腦中。而當有毒重金屬與其腐蝕性沉積出現在身體其他部位，便提供了糧食給附近同樣屬於這種疾病幫兇的疱疹病毒。

肌肉萎縮性脊髓側索硬化症的患者，身體四處大多會感到疼痛。患者常受到許多層面的折磨，包括各種缺乏症與全身各處的慢性發炎。患者的肝臟因無法充分運作，也就難以轉化養分，進而導致營養缺乏。西芹汁的生物可用性極高，其中大部分養分（例如獨特的維生素C）與化學化合物，不需要經過肝臟中的轉化作用就能攝取，對於肌肉萎縮性脊髓側索硬化症患者簡直是天賜恩典，因爲這表示患者能取得西芹汁所提供的療癒成分。

透過強力的抗病毒作用以及良好的有毒重金屬淨化作用，能使肌肉萎縮性脊髓側索硬化症獲得改善，並促進神經元再生。關於如何促成這兩種作用，請參閱《醫療靈媒．甲狀腺揭密》一書，西芹汁則是促進這些作用的另一項工具。

肌肉萎縮性脊髓側索硬化症患者需要快速補充神經元，而西芹汁對此作用而言是最佳的電解質，其中的鈉簇鹽以及與之連接的微量礦物，再加上抗氧化物、生物可用維生素C，以及簇集鹽所能一併快速輸送的其他養分，不僅能補充神經元，還能增強並保護鄰近的大腦組織。更不用說西芹汁透過鈉簇鹽所能提供的完整型態神經傳導化學物質了，能夠讓像肌肉萎縮性脊髓側索硬化症這類神經元受損患者獲得療癒的機會。

將每日西芹汁攝取量增加至九百毫升，搭配每天飲用第八章介紹的重金屬解毒蔬果昔，以及我在《醫療靈媒》與《醫療靈媒．甲狀腺揭密》書籍中所建議的其他補充品，對肌肉萎縮性脊髓側索硬化症患者而言是睿智的選擇。

自體免疫疾病

你正在對抗的自體免疫疾病健康問題，其實並不是因爲你的身體攻擊自己所造成，而是身體受到病原體侵襲的結果。自體免疫理論發跡於一九五〇年代，當時並沒有科學根據，直到現在依然如此。的確，自體免疫疾病影響甚巨，任何被冠上自體免疫頭銜的病狀都很嚴重，這些是確切的症狀與疾病，也讓患者相當痛苦。然而「自體免疫」一詞其實並不恰當。假如多年前，在這些症狀席捲人類時的醫學研究與科學技術夠進步，應該會改用「病毒免疫」一詞，因爲身體受到攻擊，入侵者大部分都是病毒。

告訴患者說身體在攻擊自己，其實不能算是醫生的錯，因爲他們只是陷入了自體免疫的錯誤思維。醫學院並未教導醫生數百種病症背後的眞正成因爲何，因爲這仍然是科學上的謎團。由於研究人員無法找出問題所在，因此推論一定是患者自己的免疫系統在破壞自身的器官、腺體或組織。最合理的解釋，便是患者的身體有毛病，如果事實如此，必然要如實告訴患者。然而事實並非如此，況且若聽見身體在跟自己做對，其實對療癒過程不利。

對於現今診斷出自體免疫問題的年輕患者更是如此，你的年紀越輕，所接收到表示身體有毛病或是正在自我摧毀的訊息，便越容易在自我意識中根深柢固。而倘若聽見你的免疫疾病來自遺傳（這也並非事實），更讓處境難上加難。當年輕女性帶著羅患橋本氏甲狀腺炎的診斷走出診所，聽見自體免疫疾病正在破壞自己的甲狀腺，更得知這種疾病深埋於家族血脈之中，除了對症狀本身的治療以外，還必須接受另一種層面上的療癒，才能從心理層面的情感打擊中復原。

罹患自體免疫疾病的診斷並無法帶來任何慰藉，唯一的診療手段是讓你的痛苦被他人看見、認同，並且冠上某個名稱。但願醫學研究與科學不會對慢性病束手無策，並且能告訴你「沒錯，你的痛苦是眞的」那就好了。但眞實情況是你的身體正在產生抗體，藉此搜尋並摧毀病原體。也就是說，你的免疫系統正在搜尋病毒，但這些病毒實在太會躲了。常見、普遍的病毒，高達數百種，而每年都會有新的突變出現。它們對人體器官與各部位大肆破壞，帶來各種所謂「自體免疫疾病」症狀，因爲醫生只發現發炎現象，卻無法進一步解釋病因。

當研究人員認爲發現了自體抗體，表示你的免疫系統製造抗體來對抗自己的身體，其實是他們搞錯了。抗體確實是你的免疫系統製造出來的，但攻擊的目標並不是你，而是病毒。通常是因爲病毒在體內躲藏得太隱密，以至於現行醫療檢驗無法檢測。

事實上，正是那些無法檢測的病原體造成發炎現象，而不是免疫系統失靈，也不是由普遍認爲容易引起發炎的食物所導致。特定食物會引起發炎的原因，在於它們能餵養病原體；眞正引起發炎的，其實是因此茁壯的病原體。免疫系統的工作在於搜尋病毒與細菌並加以摧毀。當我們的免疫系統低落，這項工作就變得困難。但即使免疫系統機能降低，也不代表會把矛頭轉向身體並自我攻擊，這一定是隱藏在某處的病原體作祟。

受各種所謂自體免疫疾病所苦的患者，必然面臨內分泌系統的問題。西芹汁獨有的植物激素，對於幫助改善此問題相當關鍵。這些植物激素能進入所有內分泌腺，使其獲得支持、強化並恢復均衡，擺脫機能低落或亢進狀態。這種平衡作用讓包括腎上腺到胰腺的所有內分泌腺，得以製造出濃度適中的激素。

正如先前所提，罹患自體免疫疾病的患者，也受病毒感染所苦。有些是屬於慢性的輕度感染，例如感染ＥＢ病毒；有些則屬於嚴重感染，例如ＨＨＶ－６。有些患者苦於帶狀皰疹病毒引起的三叉神經痛；有些則遭受ＥＢ病毒所導致的多發性硬化症。（以往認定爲自體免疫疾病的症狀屈指可數，如今已經多達數十種，而且名單還在繼續增加，因此到了某個時間點，幾乎所有醫學研究與科學界無法理解的症狀，即便在缺少有力證據的情況下，都會被扣上自體免疫與遺傳性疾病的帽子。）在上述以及更多處境下，西芹汁的鈉簇鹽都扮演著終極病毒毀滅者的角色。

這正是大家在飲用西芹汁後，發現發炎問題減少的原因。由於發炎是由病毒所導致，當簇集鹽破壞病毒細胞的外膜、削弱病毒細胞，並減少其數量後，難解的發炎現象便隨之緩和。

除此之外，簇集鹽能結合在廢棄物質上，例如當病毒吞食像有毒重金屬這類毒素時所產生的神經毒素。病毒神經毒素是另一種醫學研究與科學界尚未發現的自體免疫疾病成因。實際上，它們會使自體免疫症狀患者的神經系統發炎。西芹汁的簇集鹽能消滅它們的根源、也就是過多的病毒，而消除神經毒素廢棄物的同時，也會使神經系統獲得解脫，讓患者回歸正常生活。

西芹汁的植物激素與鈉簇鹽是強而有力的組合，能藉此幫助患者從被醫學界稱爲自體免疫疾病的症狀中康復。我們也將更具體探討醫學研究與科學界未能眞正了解、某些最普遍的自體免疫問題的背後成因，以及西芹汁如何帶來助益。

別忘了，根據你的情況顯著程度，除了西芹汁以外，你可能還需要搭配《醫療靈媒》系列書籍所提供的其他療癒資訊。

纖維肌痛症

西芹汁對於纖維肌痛症的效果極佳，因爲它能消除引起此症狀的毒素：ＥＢ病毒神經毒素。這些神經毒素落在負責周邊與中樞神經發炎反應的神經上，纖維肌痛症患者便是受此發炎反應所苦。當西芹汁進入人體，其中的鈉簇鹽便附著在神經毒素上，並攜帶毒素安全地排出體外，減少神經接觸的ＥＢ病毒神經毒素。不僅如此，纖維肌痛症患者的肝臟也具有未經診出的高度毒性。西芹汁能清潔並淨化肝臟，在肝臟中由病毒製造的大量神經毒素毒物尚未抵達全身神經前，便將其消除。隨著持續飲用西芹汁，可以減緩全身疼痛，纖維肌痛症患者疼痛的特定「熱點」部分，也會得到顯著改善。

萊姆病

西芹汁能摧毀伯氏疏螺旋體、巴東氏菌屬與焦蟲等害菌。假如你覺得受到細菌感染，西芹汁就是最好的工具。

話說回來，萊姆病其實是慢性病毒感染。雖然你可能經診斷是受到細菌感染，但萊姆病的症狀其實是由病毒所引起。即便有伯氏疏螺旋體這類細菌，但它們卻不是讓萊姆病患者受苦的原因。萊姆病的症狀屬於神經症狀，而神經症狀並非由細菌所導致，因爲它們不會製造神經毒素。只有把例如汞、鋁與銅這類有毒重金屬，以及麩質、蛋類、乳製品，還有存在於肝臟與身體其他部位的殺蟲劑、除草劑與殺眞菌劑當作糧食的病毒，才會製造引起萊姆病的神經毒素。

更明確來說，只有來自疱疹家族的病毒才會參與其中：EB病毒與其超過六十種尙未發現的突變與病毒株；所有帶狀疱疹病毒變種，包括不會引發可見皮疹與膿疱的未知病毒株；以及各種HHV-6、HHV-7與目前尙未發現的HHV-10至HHV-16突變。這些病毒會釋放使整體神經系統發炎的神經毒素，引起萊姆病的神經症狀。這正是許多萊姆病患者同時診斷出其他慢性病，例如多發性硬化症、類風濕性關節炎（RA）、橋本氏甲狀腺炎、纖維肌痛症，以及肌痛性腦脊髓炎／慢性疲勞症候群（ME／CFS）等慢性病的原因。這些疾病與更多疾病都是由於EB病毒所導致，萊姆病也一樣，可謂同宗同源。

醫生並不了解這點，他們只學過某些症狀與EB病毒有關，卻不知道EB病毒是所有這些疾病的未知成因。診斷報告也是如此，依賴模糊的論據做出錯誤結論。你只需要了解眞相：萊姆症患者所承受的諸多神經症狀，皆是由慢性的輕度病毒感染所引起，這些病毒大啖喜愛的糧食，並釋放出神經毒素。

假如你仍然堅持過去對萊姆病的老舊認知，如我所說，西芹汁仍然是你的首選，因爲它能消滅伯氏疏螺旋體、巴東氏菌屬與焦蟲，以及醫學與科學怪罪於萊姆病的所有新細菌。

別讓你或醫生對於「萊姆病是由病毒引起」的質疑，敗壞了西芹汁的名聲。西芹汁是有效的抗菌劑，也仍然能夠幫助你。順帶一提，如同我稍早所說，自從《醫療靈媒》書籍出版後，衆多醫生開始將其作爲執業時的輔助指引。而醫生對於萊姆病的說明特別感興趣。對他們而言，萊姆病由病毒引起的說法，比起細菌派理論更加合理，目前已經有上千位醫生支持這項資訊。如果「萊姆病是由病毒引起」如此先進的資訊使你產生共鳴，那麼西芹汁也會有所幫助。正如你在自體免疫疾病的段落中所讀到，西芹汁是有效的抗病毒劑。

多發性硬化症

當你罹患多發性硬化症，西芹汁是絕佳的療癒來源。基於諸多原因，你可從西芹汁獲得強大的療癒效益。多發性硬化症的眞正根源，是EB病毒不斷釋放出神經毒素，並使中樞神經系統發炎。西芹汁當中的鈉簇鹽能阻礙及抑制這種病毒，藉由溶解病毒細胞外膜使其弱化與瓦解。一旦病毒含量減低，多發性硬化症患者便能在症狀開始消失時獲得緩解。

西芹汁也能去除潛藏於某些多發硬性化患者體內的毒素。多發性硬化症患者體內，運作遲緩、功能不良的肝臟，充滿病毒毒素、有毒重金屬以及其他有危害的麻煩物質。西芹汁能幫助淨化肝臟、中和並結合這些毒素與神經毒素，再排出體外。

將病毒與毒素淨化可以降低發炎，這也是多發性硬化症患者所面對的主要症狀，包括髓鞘神經或關節的短期或長期發炎。西芹汁對兩者都有紓緩效果。

多發性硬化症患者也有內分泌系統失衡問題，而西芹汁的植物激素有助於重新強化珍貴的內分泌腺體。此外，西芹汁獨特的生物可吸收維生素C，也能立即爲身體所用。大多數養分都必須經過肝臟轉化，但西芹汁當中的維生素C並不需要轉化，便能立刻增強免疫系統。也就是說，對於所有正在對抗EB病毒、需要大幅促進免疫系統的多發性硬化症患者而言，西芹汁珍貴無比。

單獨飲用西芹汁已經是治療多發性硬化症最強大的工具之一。再結合關於多發性硬化症的其他事實、治療方法，以及在《醫療靈媒》系列中所陳述的眞相，多發性硬化症患者便能確實從這種病引起的各種症狀中獲得解脫。

肌痛性腦脊髓炎/慢性疲勞症候群、慢性疲勞免疫功能失調症候群（CFIDS）、全身性勞作不耐受症（SEID）

關於慢性疲勞症候群的某些新名詞，來自醫學研究及科學界終於認清，我們所抱怨長期感到勞累、覺得雙腿如同綁了鉛塊、眼皮重得睜不開又睡不著，以及諸多讓人在日常生活中無法正常運作的問題，全都是眞的。隨著醫療界開始正視這些病狀，他們發現腦部發炎可能是原因之一，「腦脊髓炎」（大腦與脊髓發炎）的名稱也是由此而來。

早在醫學機構承認慢性疲勞症候群之前，我便將其視為確切疾病，並稱之為「神經疲勞症」。正如我一直所說，ＥＢ病毒正是病因所在，這點對全世界數百萬受其所苦之人而言千真萬確。肌痛性腦脊髓炎／慢性疲勞症候群較為顯著的案例，是由特定的ＥＢ病毒株所導致，其攻擊性較高，並且會製造較強烈的神經毒素，使整體神經系統發炎，甚至影響腦中的神經元，引起腦霧、意識混亂，以及步伐無力等症狀。

與療癒任何病毒感染一樣，西芹汁是我們的最佳武器。ＥＢ病毒無法免疫於西芹汁的鈉簇鹽的淨化力。再者，肌痛性腦脊髓炎／慢性疲勞症候群患者的免疫系統欠佳，而白血球細胞能透過西芹汁提供的微量礦物，找到平靜與撫慰。西芹汁的維生素Ｃ也能刺激免疫系統，使其搜尋並摧毀引發肌痛性腦脊髓炎／慢性疲勞症候群的ＥＢ病毒。

目前幾乎所有肌痛性腦脊髓炎／慢性疲勞症候群患者，也經診斷罹患了萊姆病，你發現其中的關連了嗎？兩者的幕後黑手都是ＥＢ病毒，從未改變。但縱使你現在了解兩者來自相同病源，它們卻被誤診為兩種獨立病症。

對於患者受到ＥＢ病毒所削弱並引起發炎的神經系統，西芹汁具有強大的修復效果，無論患者想要治療肌痛性腦脊髓炎／慢性疲勞症候群、萊姆病，或同時治療兩者，西芹汁都能扭轉乾坤。

類風濕性關節炎、牛皮癬性關節炎（PsA）與硬皮症

這三種關節疼痛都是由EB病毒所引發的病毒性發炎症。類風濕性關節炎與牛皮癬性關節炎被誤解為免疫系統攻擊自身關節，因為醫學研究將所發現的抗體視為自體抗體。同樣的，這些抗體其實並非免疫系統失靈的結果。EB病毒才是導致關節與神經發炎的病根。抗體是由你的免疫系統所產生，目的是攻擊病毒，不是攻擊你的身體。作為強效抗病毒劑的西芹汁介入後，能幫助身體擺脫EB病毒，並紓緩類風濕性關節炎與牛皮癬性關節炎的症狀。

順帶一提，牛皮癬性關節炎不是由鈣結石所引起，真正的兇手是躲藏在肝臟中的EB病毒，其不斷吞食銅與汞，並將神經毒素釋放到血液中，最後累積在關節部位。在此情況下，EB病毒也會釋出皮膚毒素，使其浮上關節周圍表面，引起皮疹發作。根據患者肝臟的毒素程度及其病毒程度，牛皮癬性關節炎可能會以不同型態表現。西芹汁能幫助消滅肝臟中的銅與汞兩大元凶，藉此便能降低病毒存量，因為有毒重金屬正是病毒喜愛的糧食。同時，西芹汁的鈉簇鹽也能幫助消除全身上下的EB病毒巢穴，使患者走上療癒之路。

就硬皮病來說，皮膚毒素與神經毒素也來自以汞與銅為糧食的EB病毒株。尤其驅蟲藥、其他殺蟲劑與殺真菌劑也提供了病毒燃料。依此形成的皮膚毒素會引起灼熱與深層的組織疼痛。西芹汁在肝臟中的淨化作用，有助於中和體內的殺蟲劑、殺真菌劑與除草劑，並沖

出體外。西芹汁也能幫助淨化肝臟的皮膚毒素，使硬皮症患者最終得以紓緩症狀。

自體免疫皮膚病

皮膚炎

我將幾種皮膚炎稱爲「典型皮膚炎」，經由常見的ＥＢ病毒吞食肝臟中沉積的鋁、銅與殺蟲劑，進而導致皮膚乾燥、頭皮屑或斑駁發炎。西芹汁能幫助消滅輕度的ＥＢ病毒感染，並且驅逐與排除如ＤＤＴ等舊型殺蟲劑，同時中和鋁與銅的副產物。

脂漏性皮膚炎較屬於脂肪肝前期或脂肪肝的結果，會使患者血液變得濃稠、汙濁。此種情況並未牽涉到病毒，而是肝臟中充滿少量的各種物質，而且毒素並非儲存於肝臟或排出體外，而是離開肝臟並抵達皮膚。西芹汁能活化肝臟，沖出過量毒素，使肝細胞復甦，並得以實行超過兩千種化學作用，有許多都是醫學研究與科學界未知的作用。其中一種重要作用能使肝臟將養分輸送至其他器官，例如皮膚，這便有助於減少脂漏性皮膚炎。

濕疹、牛皮癬、酒渣（玫瑰斑）與日光性角化症

濕疹與牛皮癬是由肝臟中輕度感染的疱疹病毒所引起，最常見的就是ＥＢ病毒。當病毒

吃下同樣在肝臟中的有毒銅與汞並加以排泄，便會使銅轉變爲皮膚毒素。這些皮膚毒素經堆積之後離開肝臟，最後輾轉抵達眞皮最底層。一旦來到此處，身體會試圖將皮膚毒素逼出，藉此排毒，造成將近一百種被冠上濕疹、牛皮癬或其他名稱的皮疹。這些狀況都不是由於免疫系統攻擊皮膚所導致，這番解釋並不正確，顯然是出於對濕疹或牛皮癬運作原理的誤解。

由於西芹汁能滋養皮膚，所以飲用西芹汁能對皮膚帶來神奇功效，能看到濕疹與牛皮癬隨著時間慢慢消失。西芹汁的香豆素會浮出肌膚表面，從深層活化皮膚細胞（第七章將繼續探討香豆素），藉此減少皮膚細胞的死亡與退化，並支持神經、血管與流經皮膚的血流。西芹汁中特殊的維生素C，能幫助修復肝臟特化的免疫系統，以協助抵禦病毒存量。

酒渣（玫瑰斑）是特定型態的濕疹，可能以不同形狀出現在臉部與頸部。透過清除留存於小腸腸道、餵養該處EB病毒的汞毒素，西芹汁能幫助改善症狀。一旦西芹汁的鈉簇鹽將腸道中的病毒存量降至最低、消除汞毒素與其副產物的殺傷力並加以中和，酒渣便會開始消失。戒除像蛋類、乳製品與麩質等餵養EB病毒的食物，可以加速療程。

日光性角化症是另一種型態的濕疹，是以汞與一部分銅爲糧食的輕度病毒感染。就像幫助改善酒渣與濕疹一般，西芹汁也能幫助你排除重金屬並摧毀潛藏的病毒。

患者罹患較嚴重、侵略性較高的濕疹與牛皮癬時，肝臟中的有毒重金屬與病毒含量通常也較高。當首次飲用西芹汁開始淨化肝臟時，會攪動有毒重金屬並攻擊病毒，造成大量病毒相繼死亡，而此殺滅作用可能釋放比平常更大量的皮膚毒素進入體內，引起看似更嚴重的濕疹與牛皮癬爆發。

假如你有此情況，要知道這是暫時的療癒反應。先減少西芹汁的飲用量，給它多一點時間。西芹汁是你最好的朋友，一定能緩和你的皮膚問題。同時，請參閱第八章「更多的療癒指引」，並研讀其他《醫療靈媒》系列書籍，了解還能透過哪些方法幫助改善你的皮膚。

大家通常會尋找更廣泛的健康建議，嘗試某些不一定有幫助的方法。很多時候當人們開始養成新的習慣，例如飲用西芹汁時，同時也會採行其他方針，例如開始改變飲食習慣，但這卻未必符合自己眞正的需求。因爲他們也才剛開始飲用西芹汁，結果卻錯怪了西芹汁。假如你覺得西芹汁引起了療癒反應，一定要記得這點，想想你是否在開始飲用西芹汁的同時，也採行了其他來源的健康建議。

你的症狀爆發可能來自於攝取了會餵養病毒的食物，而不是由大量病毒死亡或肝臟解毒作用所引起。再者，倘若你也能避免有疑慮的食物（參閱第八章），當然能對療癒過程有所助益。

硬化性苔癬

這種皮膚症狀是由銅、汞、遺傳性ＤＤＴ，以及輕度病毒感染的結合所引起。西芹汁能幫助鬆動、清理與排除沉積在肝臟內的ＤＤＴ與有毒重金屬，同時降低病毒含量，使硬化性苔癬患者在長期飲用後獲得改善。

狼瘡型皮疹

這種皮疹是由ＥＢ病毒吞食汞與鋁後產生的皮膚毒素，從重要的淋巴通道分布區域抵達皮膚表面所引起，可能會使臉部出現蝴蝶形狀的皮疹，並伴隨著其他經診斷為狼瘡型態的皮疹。同樣的，這並不是因為身體在自我攻擊，而是出於輕度病毒感染。許多狼瘡患者也會被另外診斷出ＥＢ病毒，因為醫生會在驗血報告中看見ＥＢ病毒，但通常不會將病毒與狼瘡型皮疹聯想在一起。假如狼瘡患者求診於萊姆病專科醫師，可能也會被診斷為罹患萊姆病，但醫生仍然不會將這些症狀聯想至相同的源頭：ＥＢ病毒。西芹汁能幫助改善上述所有症狀。鈉簇鹽可以減少潛在的病毒感染，並幫助消除與中和引發皮疹的皮膚毒素。

白斑症

西芹汁對於白斑症患者有所幫助，因爲它能消除漂浮在血液中的鋁副產物毒性，這正是引起白斑症的源頭。醫學研究與科學界並未察覺白斑症是由HHV－6或EB病毒所導致，這兩種病毒會攝取肝臟與身體其他部位的鋁以及微量甲醛，並釋放出由鋁衍生的皮膚毒素；當毒素進入皮膚，便會破壞皮膚細胞內的黑色素。白斑症患者的白色斑點與褪色現象就是由此造成，而不是由於皮膚的免疫系統攻擊皮膚色素，這是具有確切成因的疾病。西芹汁能幫助消滅幕後的病毒，同時清理累積在肝臟與身體其他部位的鋁與微量甲醛。

平衡問題

眩暈症、梅尼爾氏症與頭暈

人們受到許多不同種類的平衡問題所苦。有些人會經歷嚴重症狀，例如覺得房間天旋地轉，有些人的症狀比較輕微，像是在搭乘顛簸的船隻，覺得地板有些晃動。如果沒有伴隨顯著原因，例如受傷、腦震盪或腦部腫瘤，便成了醫學研究與科學界的難解之謎。事實上，無法解釋的平衡問題與迷走神經有密切關聯。

迷走神經其實是一對腦神經，從腦幹一路向下延伸至頸部、胸部，並進入腹腔，是相當敏感的神經。來自ＥＢ病毒的病毒神經毒素，是其最大的敵人與刺激。當體內的ＥＢ病毒活躍時，釋放的神經毒素會附著在迷走神經上，並使其腫大，而整條神經的腫大程度不一。有時只在鄰近胃部的神經末梢分支處腫脹；有時腫脹位置較高，接近胸部，可能導致成因不明的胸悶或呼吸困難，連胸腔科醫師都診斷不出肺部哪裡有問題。在某些人身上，神經毒素會使迷走神經頂端發炎，鄰近腦中神經起點，比較像是迷走神經引起的腦部發炎，可能導致長期暈船感，或是在頸部微幅移動或扭動時，造成瞬間的天旋地轉，甚至嘔吐。暈眩或失衡的嚴重性，大幅取決於肝臟的健康狀態，因爲ＥＢ病毒喜歡躲藏在肝臟中。患者攝取的食物是否會餵養病毒？患者接觸了多大量的殺蟲劑與殺眞菌劑？這些化學物質也會餵養病毒。

順帶一提，梅尼爾氏症常被歸咎於內耳中的鈣結晶或結石異位，這並不正確，只不過是讓頭暈患者在走出診所時可以獲得解答的一套理論。事實上，這些結石與長期眩暈、頭暈、天旋地轉或其他平衡問題，並沒有關聯。梅尼爾氏症其實是由慢性輕度病毒感染引起的神經疾病。

西芹汁一直是最強力的抗發炎劑，也是能穩定這些症狀的有效良方，可以解決關於平衡問題的各種疑難雜症。西芹汁的成分很容易進入腦中，利用其中的微量礦物恢復神經元，並滋養與修復神經，包括像迷走神經等主要中樞神經。同時，其中的鈉簇鹽有助於破壞並消滅EB病毒。不只如此：簇集鹽會結合肝臟與身體其他部位的神經毒素、殺蟲劑、除草劑、殺真菌劑與其他毒物，排出體外，以降低迷走神經的反應。假如神經毒素附著在迷走神經表面並引發反應，西芹汁能吸附神經毒素並將其抽離神經。西芹汁的實質功效包括淨化迷走神經、去除各種汙染物、毒素與神經毒素，尤其來自EB病毒的毒素。

脹氣

西芹汁有助於紓緩脹氣的原因如下。首先，能夠使肝臟復甦，藉此增加膽汁製造量與存量。膽汁製造量提升，表示更容易分解與消化來自普遍高脂飲食的脂肪（包括健康與不健康的脂肪）。膽汁濃度上升，可以消解我們持續攝入的新脂肪以及在腸壁上硬化與結塊的老舊脂肪，而這正是導致像脹氣等不適與症狀的原因。

西芹汁使肝臟恢復活力，同時也能重新活化胃腺，我們也依賴這些腺體產生多種消化液，其中某些對於消化、處理與分解像蛋白質這類養分相當重要。當蛋白質無法經過充分消化，反而在腸道中腐敗時，就可能引起脹氣。事實上，許多人的慢性脹氣便是由此而來。西芹汁的鈉簇鹽能進入胃腺並滋養胃腺細胞，清理其中來自像防腐劑與「天然風味劑」（包含味精在內，請參閱《醫療靈媒》）等有毒食品化學物質的毒素。當胃腺組織活化後，腺體便能更有效製造更強力的鹽酸——由七種不同的酸所組成——藉此幫助分解蛋白質。

西芹汁也能消滅與小腸細菌過度增生相關的病原體，例如鏈球菌。（假如你讀過《肝臟救星》一書，便明白醫學研究與科學界尚未發現鏈球菌是小腸細菌過度增生中的主要細菌。）當鏈球菌這類害菌叢攝取腸道中未經消化的蛋白質與脂肪時，會釋放出氨氣，而氨氣會滲透消化道並沿途肆虐，一路抵達胃部甚至嘴巴，造成牙齦退縮並迅速引起蛀牙。當西芹汁殺滅鏈球菌與其他病原體時，其消化酵素也幫助處理腸道中的食物，進而紓緩脹氣。

脹氣的主要原因有三種，膽汁不足、胃酸不足，或是病原體釋放的氨氣，有些人可能同時經歷一種到三種原因。大多數人的脹氣原因不只一種，而無論是哪種原因，長期脹氣通常是發展出肝臟問題的早期徵兆。基於此原因，更應該尋求西芹汁的幫助，因爲西芹汁療癒肝臟的效果極佳。

腦霧

腦霧的主因有兩種，可能分別發生或同時發生。腦霧其中一項主因是輕度病毒感染，例如肝臟中存在常見的ＥＢ病毒。日常環境中許多有害物質最後會進入肝臟，例如老舊藥物、汞、鋁、銅與其他有毒重金屬、溶劑與石化製品等，當ＥＢ病毒將它們當作糧食，便會釋放出神經毒素，而神經毒素可能漂浮在血液之中、進入大腦，並阻礙腦中的電脈衝或造成短路，同時也削弱神經傳導化學物質，最終引起腦霧。醫學研究與科學界對此成因毫無所知。

我們應該注意，病毒性腦霧的患者，通常大腦之中並沒有病毒，而是在肝臟之中發生病毒感染。西芹汁的化學化合物會透過肝門靜脈進入肝臟。在此，西芹汁的鈉簇鹽附著在病毒性神經毒素上，使其失去毒性，同時也使ＥＢ病毒細胞在抵達大腦並引起腦霧之前，便失去毒性。

罹患腦霧的另一種原因是由腦中的有毒重金屬本身所引起。汞跟鋁是腦中最常見、會阻礙電脈衝的兩種有毒重金屬。電脈衝碰觸有毒重金屬沉積物時便會短路，使人難以產生清晰的思緒。

腦霧比我們想的更加複雜，型態變化多不勝數，所以每個人的腦霧在本質上都有些許差異。腦霧現象如此多變的原因，在於每個人的重金屬都沉積在大腦的不同部位，有些人的重金屬「散落」各處，有些人則集中於某個部位。此外，每個人腦中的重金屬種類、組合與濃度也都不同。

西芹汁的鈉簇鹽能幫助強化神經傳導化學物質與電脈衝，使電脈衝的速度提升，傳遞的距離也更長。只要有正確的燃料，催生大腦電力的火焰也能燒得更旺，燒掉腦霧時，也能帶來更清晰的思緒，而「正確的燃料」便是西芹汁提供的鈉簇鹽。這些鈉簇鹽也能將腦中的重金屬解毒、驅除並連根拔起。

氧化作用是重金屬在大腦中引起的另一種結果，也是腦霧的另一名幫兇。無論是出於金屬老化，或是飲食與血液中的脂肪含量太高，當有毒重金屬氧化時，會進一步形成阻礙大腦機能的徑流。西芹汁能降低氧化性原料的殺傷力，並加以中和與驅散，清出神經元與大腦組織表面與內部的更多空間，讓大腦免於重金屬汙染。最終使電脈衝與神經元能更充分完成工作，幫助紓緩腦霧。

指甲脆弱、不平與真菌感染

西芹汁能藉由修復肝臟來強化受損、虛弱、脆弱或凹凸不平的指甲。沒錯：將毒物與毒素排出肝臟，能讓指甲更健康。原因在於鋅是人體內珍貴的礦物質，而肝臟會汲取從任何食物中攝取得來的鋅，並加以轉化成療癒時可用的礦物質來源。假如肝臟運作正常，沒有遲緩或功能不良問題，便能將補充而來的鋅釋放到血液中，幫助修復指甲問題。當指甲有毛病時，就是肝臟出問題以及鋅含量降低的徵兆。西芹汁含有生物可用型態的鋅礦物質，能大幅改善指甲問題。

當指甲受真菌感染時，持續飲用西芹汁也會帶來助益。鈉簇鹽能分解並破壞人體內無用的眞菌。如果症狀較嚴重的患者，則需要接受進一步評估。將西芹汁與其他療癒工具結合，便能獲得奇妙的療癒力量。請翻閱第八章「更多的療癒指引」以獲得協助。

癌症

幾乎所有癌症都是由病毒引起，只有極少數非病毒性的癌症是由有毒化學劑或工業用化學物質所導致。石棉就是個例子，是在沒有病毒的情況下引發癌症的毒素。多數癌症都具有病毒性要素，具體而言，是由攝取毒素的病毒所引起。這並不意味每當你體內同時存在病毒與毒素時，就會形成癌症。癌症的形成，需要經過特定突變的某幾種病毒，而且必須有足夠強大的有毒燃料，才會引起癌變。

當具有攻擊性的特定病毒株攝取有害的特定毒素，病毒會釋放出有毒廢棄物質，這些物質其實是原本的毒素，但卻轉變爲毒性更強的型態。廢棄物質的釋放不斷毒害著健康細胞，使其凋亡，並提供病毒更多燃料。如此循環會一直持續，直到細胞突變爲癌細胞爲止，而病毒同時也在不斷突變，使病毒細胞最後也成爲癌細胞。這種過程可能發生在身體任何部位，因爲病毒能在體內四處移動，毒素也一樣。

西芹汁是最強大的防癌藥草與食物之一。雖然每天嚼食幾根西洋芹也很健康，但西芹汁的藥性並非由此而來。

對於試圖預防或對抗癌症的人，只要依照下一章提供的建議飲用量來飲用西芹汁，就可以達到兩種功效。

首先，可以幫助消除餵養病毒的毒素，包括由體外進入的外來激素（荷爾蒙）、有毒重金屬、有毒藥物、有毒塑膠與其他石化產品。西芹汁也能結合、鬆動這些毒素，並幫助將其從肝臟與身體任何部位排出，以降低體內的病毒含量與提升防癌力。倘若你已經在抗癌，西芹汁則能透過排除同樣的毒素，提供緩和病程與預防未來再次罹癌的機會。第二，西芹汁是抗病毒劑，其中的鈉簇鹽能協助破壞攻擊性病毒，使其無法攝取毒素並分泌出更劇烈的毒素——這種過程會使細胞變質與受損，形成癌變。藉由削減病毒的力量，西芹汁有助於阻礙癌症形成或擴散。西芹汁能同時消除毒素與病毒，可謂一石二鳥。

西芹汁當中的維生素C是強大的抗氧化物，而且容易吸收，還能滋養體內的抗癌細胞。西芹汁的植物激素能修復內分泌系統，使其不至於過度活躍，這點對身體有益，因為體內大量的戰鬥或逃跑反應，會釋放出大量因恐懼而產生的腎上腺素，而這是病毒性癌細胞的另一種燃料。

許多受癌症所苦的患者，都已經與心懷慈悲又經過專業訓練的治療師合作，正在分別接受或同時採行自然療法與傳統療法。跟你的醫生談談，在你接受的無論何種療法中加入西芹汁。假如你已經是癌症倖存者，西芹汁也是預防復發的良方，因爲它會蒐集可能累積成爲病毒燃料的毒素，並加以排出體外。

寒顫、熱潮紅、夜間盜汗、燥熱與體溫波動（忽冷忽熱）

這些症狀都與遲緩、功能不良、充滿各種毒素的肝臟有關，包括多年來的戰鬥或逃跑反應所產生的有毒激素、汞、鋁與銅等有毒重金屬，由例如EB病毒、HHV-6、帶狀疱疹病毒，甚至巨細胞病毒所產生的有毒病毒性廢棄物質，以及藥物、接觸殺蟲劑、除草劑與殺眞菌劑等。當肝臟負擔了這些毒素，同時又要努力運作對付高脂飲食——幾乎人人皆是，無關乎脂肪是否「健康」——肝功能總有一天會到極限，只是發生在每個人生命中的時間點不同。有些人因爲上一代遺傳的毒素，肝臟天生就遲緩又機能不良，所以症狀比較早發生。對許多人而言，這些症狀可能發生在接近四十歲、四十歲出頭或五十歲左右。

西芹汁是所有這些症狀的解藥，能透過肝門靜脈進入肝臟，並開始喚醒與重新活化受損的肝細胞、鬆動與排除殘骸及有毒物質、中和像神經毒素與皮膚毒素等病毒廢棄物，並分解及驅散脂肪細胞。最終帶來更清澈、乾淨的血液，讓毒性較低的血液重新流回肝臟。事實上，西芹汁能使肝臟恢復生機，降低幾乎所有人隨著歲月所累積的病毒含量。透過修復與活化後的肝臟，便能改善這些與溫度相關的症狀。本書提供了案例，以證明補充西芹汁並搭配改善飲食確實有效，請參閱第八章「更多的療癒指引」。

手腳冰冷，以及對冷、熱、接觸陽光或濕度敏感

對溫度敏感的人，通常處於神經系統敏感的狀態。從三叉神經、其他面部神經到坐骨神經，身體不同部位的神經與神經末梢，會因爲發炎而變得敏感。西芹汁能直接改善發炎根源。

能夠承受極冷或極熱環境的人，並不覺得高達五〇度的氣溫有多痛苦。然而，對於面部神經敏感的人，就連風吹也會感到刺痛。敏感神經的患者很容易發生頭痛或偏頭痛，或者覺得平衡不穩，感到頭暈，甚至發展出週期性的輕度眩暈。寒冷天氣讓他們難以招架，炎熱天氣對他們而言也相當難受。有些人對於過長時間的陽光曝曬非常敏感，有些人則無法忍受沉重的濕氣。無論你把這種體驗稱爲什麼症狀，或是醫生將其診斷爲何種疾病，原因都是來自敏感的神經系統。

神經系統敏感不是因身體受傷所引起，而是由體內病毒含量升高而導致神經發炎。例如ＥＢ病毒，可能引起各式各樣的神經不適與症狀。這些病毒釋放出各種型態、稱爲神經毒素

的廢棄物質，隨著血液輸送並附著在神經上，引起從輕微到嚴重不等的神經發炎，發炎程度取決於個人體質與病毒含量。這便是對溫度反應加劇的原因。當某人感到極度寒冷時，是由這些病毒神經毒素加上肝臟遲緩引起的循環問題所導致。

西芹汁獨特的鈉簇鹽相當單純，能夠立即中和並結合神經毒素，使其攻擊性降低，並有助於透過尿液、排泄或汗水排出體外，藉此紓緩與療癒神經，降低全身的神經發炎現象。爾後，當身體有一段時間處於高濕度環境中而自然膨脹時，便不會對神經施加過多壓力，讓人不會因此而感到難受。當阻礙全身神經的神經毒素變少，也表示當我們接觸寒冷時，神經能更快復原，減少痛苦與疲憊感。

飢餓不止

飢餓不止是器官內缺乏葡萄糖的結果，更詳細說明，是肝臟缺乏補充糖原（葡萄糖的儲存型態）存量的徵兆。肝臟常受到高脂飲食所累積的脂肪細胞、毒素與其他有害物質阻塞，因此難以接收葡萄糖，導致我們即便吃得再多，卻仍然感到飢餓。西芹汁可以幫助肝臟將這些毒素排出體外，並融化與消除脂肪細胞，打開有利於吸收葡萄糖與儲存糖原的大門，使你能透過新鮮水果、馬鈴薯與冬南瓜等其他澱粉類蔬菜來補充。參閱本書第八章以及《肝臟救星》一書，了解更多關於重要潔淨碳水化合物（CCC）的資訊。

便祕

單靠西芹汁內的消化酵素，便能幫助分解小腸內的食物，使你在沒有解便、覺得腸道堵塞的日子裡，讓體內環境動起來。西芹汁也能幫助改善長期便祕。

許多受便祕所苦的患者，都有肝臟遲緩與機能低落的問題。假如此現象發生在年輕人身上，可能是因爲在你出生時，肝臟就負擔了祖先流傳下來的毒素。假如你年紀較大才有此症狀，則可能是肝臟經過數十年累積而變得運作遲緩。也許你出生時的肝臟機能就不好，而且一生中又隨著環境採取高脂飲食型態，導致肝臟負擔過重。超過負荷、虛弱的肝臟，會使膽汁製造量降低，而膽汁對於消化飲食中的脂肪極爲關鍵。當膽汁減少，脂肪便無法受到充分分解與消除，最後在腸道中腐敗，餵養有害菌叢。

消化不良的另一種原因，來自於胃中的鹽酸強度減弱。（請參閱《肝臟救星》一書，了解更多關於胃部製造七種複合胃酸的資訊。）如果因爲肝臟受損或虛弱，迫使胃腺多年來過量製造鹽酸，胃腺終將失去活力，因此導致消化液含量降低，使無論植物性或動物性蛋白質都無法充分分解。未分解的蛋白質會在腸道中腐敗，並同樣餵養有害菌叢。

當害菌在消化道中增長，便會引起發炎，腸道也開始減少蠕動。小腸與結腸中可能發展出「熱點」，也就是某些部位會開始堆積細菌或變得狹窄，使便祕問題隨著時間加劇。因此，現今許多便祕患者都罹患了小腸細菌過度增生（SIBO），在替代醫療團體中更常見此症狀。醫學研究與科學界並未發現，小腸細菌過度增生的主要細菌是鏈球菌，而且目前未經辨別的鏈球菌多達數十種。

西芹汁當中的鈉簇鹽是終極的病原體毀滅者，能立刻著手摧毀包括鏈球菌在內的有害菌叢，因此是便祕（與小腸細菌過度增生）的重要良方。與鏈球菌對抗生素產生抗藥性的情況不同，鏈球菌無法對西芹汁的簇集鹽產生免疫，所以會持續發揮效果。就像你在上一章所讀到，這種作用能持續滋養腸道中的益菌。

西芹汁也能使遲緩、功能低落的肝臟恢復活力以及膽汁的製造量。同時也可以活化胃腺，恢復鹽酸的製造量：西芹汁當中的微量礦物質，特別能夠滋養生產鹽酸的胃腺組織。

便祕有時是由小腸或結腸扭結所導致。這些並未牽涉腸道阻塞問題，而是腸子周圍的結締組織虛弱，因而形成不利於腸道蠕動的軟性扭結。這通常是因肝臟毒素過高所引起——腸子周遭的結締組織，由於充滿負擔過重的肝臟所無法過濾的毒素、細菌與病毒，因此變得虛弱。這些有害物質也會抵達腸道內部。

食物的選擇也會影響腸道。有些人如果纖維攝取量不足，就需要更多促進蠕動的食物。

對許多人都有效的簡單方法，便是在整體飲食中加入多一點植物類食物。西芹汁也有極佳的促進蠕動效果。（即便其中不含纖維也很有效，爲了幫助釐清對纖維的疑慮，請參閱第四章提到的關於纖維的疑問，以及第七章「謠言、疑慮與迷思」。）

西芹汁能自然促進蠕動行爲，假如在日常飲食中的纖維量不足，西芹汁可以刺激蠕動，幫助食物通過腸道。此外，西芹汁還能修復腸道內壁，並活化周圍結締組織，藉此改善小腸與結腸扭結問題。

另外還有一種情緒性便祕。在過長時間中忍受或經歷情緒上的掙扎、擔憂、壓力、困境與背叛感，會造成腸道緊張與不安，從而導致便祕。在此情況下，西芹汁可以對大腦帶來極佳效益，其中高濃度的電解質能重建神經傳導化學物質，使內心與大腦得以放鬆與冷靜。當西芹汁的鈉簇鹽進入並滋養神經元，可以改變我們的心理狀態，進而促進蠕動行爲。

糖尿病（第一型、一．五型與第二型）、高血糖與低血糖症

胰島素抗性的初期症狀，例如低血糖症、高血糖症或糖化血色素升高，皆是來自遲緩、功能低落的肝臟。當肝臟變得虛弱，消化脂肪的能力也會減低，導致大量脂肪堆積在腸道、其他器官甚至是血液之中。胰島素抗性便是由此而來。此外，當肝臟累積脂肪時，將失去控

制葡萄糖以及將其儲存爲珍貴糖原型態的能力。

西芹汁則能活化肝臟，將原本爲了避免大腦與心臟負擔過重、轉而堆積在其他部位的脂肪溶解並清除。當肝臟恢復活力，健康的肝臟便能保存與釋放預防胰島素抗性所需要的糖原存量。

活化肝臟，也是西芹汁協助對抗第二型糖尿病的方法。搭配《醫療靈媒》系列書籍提供的適當飲食建議，西芹汁對於療癒第二型糖尿病相當有幫助。

一旦肝臟透過西芹汁與其他輔助飲食重獲生機，像是肝小葉復甦、消除肝臟中的老舊脂肪、恢復良好的葡萄糖儲存作用，胰腺便會開始快速恢復活力。

膽汁存量也會重新累積，讓膽汁更有效分解與消除脂肪。血液中殘留的脂肪減少，表示當無論健康或不健康的碳水化合物進入體內時，原本會導致第二型糖尿病的胰島素比較不容易發生。

第一型與一．五型糖尿病（後者亦稱爲成人遲發性自體免疫糖尿病）是由胰腺損傷所引發，可能來自於病原性活動或身體傷害。病毒會進入胰腺，對其發動攻擊並引起胰腺發炎，進而導致慢性糖尿病。

理論派人士宣稱，第一型與一．五型糖尿病是自體免疫疾病，亦即身體本身的免疫系統攻擊胰腺。大家可別被誤導了。當糖尿病不是因爲胰腺受到物理性創傷時，其實是入侵體內的病原體在攻擊胰腺，而免疫系統的反應是爲了保護胰腺。這些病原體對西芹汁的鈉簇鹽極度過敏，當西芹汁進入體內，便能幫助消滅病原體。

也別忘了，西芹汁的植物激素有助於穩定並強化人體所有內分泌腺，包括胰腺在內。這表示當患者改善飲食習慣，例如降低脂肪攝取以及補充適當營養品，藉此降低胰腺中各種病毒含量，並搭配長期飲用西芹汁，便可以改善第一型或一·五型糖尿病。只要胰島素抗性降低，需要補充的胰島素也隨之降低。

有人會問，西芹汁對於糖尿病患者安全嗎？正如你所見，答案是肯定的。西芹汁是糖尿病患者的天降恩典。對糖尿病患者不利的食物包括蛋類、乳酪、豬肉、奶類，以及飲食中的奶油。請參閱《肝臟救星》與《醫療靈媒》，更深入了解這些資訊，以及對不同類型糖尿病更充分的解釋。

腹瀉

謠言指出西芹汁會導致腹瀉。事實上，西芹汁有助於改善腹瀉。當某人在飲用西芹汁之後立刻跑廁所，這是暫時性的療癒反應，表示腸道中充滿害菌（例如鏈球菌）、眞菌，或許還有某些病毒、黏液堆積，以及少許的黴菌與酵母菌。肝臟也可能充滿害菌與有害物質的淤泥，來自去汙劑、傳統清潔劑、化妝品、香水與古龍水，以及像汞、鋁、銅等有毒重金屬，一直到汽油、殺蟲劑、殺眞菌劑與除草劑等石化產品。

有些人已經患有大腸激躁症（IBS），代表腸道、膽囊與肝臟可能都已經發炎。當體內有這麼多毒素與發炎問題時飲用西芹汁，等於讓鈉簇鹽一次發動各種功效，包括消滅病菌與淨化肝臟，可能進而引起腹瀉，因爲背後早已存有潛在的症狀。簇集鹽好比天然清潔劑，根據人體的毒性差異，療癒反應也會不同。有些人的體內病原體與其他有害物質的負荷較重，在此情形下，先從較少量的西芹汁開始，再逐漸增加到四五〇毫升，是比較理想的做法。

當有人並未飲用西芹汁卻發生腹瀉，可能有許多種原因。其中一種較常見的是對食物的不良反應，例如蛋類、包括奶類與乳酪在內的乳製品、麩質，甚至是大豆與玉米。這些食物會餵養留存於腸道中的病原體，從胃部一路來到結腸與直腸。鏈球菌是喜愛這類食物的常見害菌，其他還包括EB病毒、帶狀疱疹病毒，以及侵略性較高的有害眞菌（不包括有益的念珠菌）。

害菌滋生會使腸道內環境失衡，缺少充足的有益微生物來抑制有害微生物，讓有害病菌大肆增殖，使小腸與結腸慢性發炎。腸壁中可能擴張出囊袋，有些部位甚至會縮小，造成像克隆氏症、麩質過敏症、小腸細菌過度增生、大腸激躁症甚至結腸炎等結果，症狀程度可能從輕微腸道激躁到嚴重潰瘍與發炎，但也有些人過著正常生活，只有未經診出的輕微腹瀉。

西芹汁能破壞與消除各種害菌及病毒，藉此幫助逆轉腹瀉。西芹汁將它們削弱、分解並排出消化道，同時透過西芹汁獨有的微量礦物質、特殊蛋白質與強化性抗氧化物，來幫助滋養抑菌，使有益微生物恢復至健康存量。一旦病原體含量降低，肝臟開始恢復活力並排除毒素，腸道將毒素排出體外，慢性發炎現象也會大幅減緩，讓患者不再腹瀉。

假如發炎現象從腸道發展至胰腺，西芹汁也能幫助消除引起發炎的病原體，並再次活化胰腺組織。長期飲用西芹汁的人能完全擺脫腹瀉，如果能依循《醫療靈媒》系列其他著作中的飲食與營養品指南，效果更佳。相關概念請先參閱第八章。

皮膚乾燥、龜裂

皮膚乾燥是脫水的初期指標。在血液中充滿脂肪與毒素的狀態下，皮膚容易長期乾燥、龜裂。脂肪使氧氣難以進入眞皮，而氧氣對健康的皮膚相當重要。多數人的飲食中存在大量脂肪，而即便健康的脂肪，也會讓血液變得濃稠且含氧量降低，使毒素惡化。這些毒素可能滲透皮下組織，並從眞皮下方向上推擠，使皮膚在試圖釋放毒素時產生龜裂。當遲緩的脂肪肝充滿毒素，就可能導致皮膚乾燥與龜裂，這也正是因爲血液汙濁、含氧量不足才會造成皮膚出現問題。

西芹汁有助於淨化肝臟、結合毒素並加以削弱與中和，再排出體外，同時也能結合並消除血中脂肪，使脂肪更容易排出身體。皮膚乾燥與龜裂並沒有速效藥，因爲遲緩、機能低落並充滿病毒殘骸、有毒重金屬與其他毒素的肝臟，需要時間進行修復。肝臟每天清理諸多毒素，假如有人的肝臟毒性極高（多數人皆如此），肝臟每天的日常工作便會受到阻礙，也相當吃力。單是這點，就讓大量毒素浮上皮膚並滲透眞皮，因爲肝臟已經無法留住毒素，只能任其進入血液並抵達皮膚。因爲肝臟負擔過重，無法削弱並中和有害物質，所以當毒素抵達眞皮，其殺傷力也變得更強。

當你讓肝臟處於潔淨狀態（無論透過良好、健康、乾淨的淨化方法，例如第五章的「西芹汁淨化法」，或是其他無數種成效不彰的方法），肝臟就能開始清理毒素。此時，你的皮膚可能仍然乾燥、龜裂好一陣子，因爲毒素會進入眞皮並透過皮膚排出。長期勤奮、認眞地飲用西芹汁，並採行《醫療靈媒》系列著作如《肝臟救星》提供的其他技巧，便能將毒素充分排出肝臟與血液之外，最後逆轉乾燥、龜裂的皮膚。

飲食失調症

飲食失調症有許多種類，原因也各有不同。可辨識的飲食失調症通常不脫離厭食症、暴食症與過量飲食的範疇，可能原因包括像煩惱或嚴重憂鬱症等情緒壓力、接觸有毒重金屬、對於外表的社會期待，也可能同時存在兩種或三種原因。慢性病也可能引起消化不良，以及對於食物與進食時間的混亂，進而導致飲食失調症。除此之外，還有些未經辨別的飲食失調症，因爲地球上所有人都有某種程度的飲食失調症。也許不明顯，但確實存在，可能來自兒時的困境或是接觸毒素，進而對食物產生遲疑或不良的思維模式。

西芹汁對上述問題都有幫助。原因之一，西芹汁能幫助恢復神經傳導化學物質：鈉簇鹽與其所連結的微量礦物質，是大腦神經傳導物質的最佳來源。再者，西芹汁讓神經元更加強壯，也讓大腦電力更爲活躍與自由，使情感創傷更快復原。當電脈衝不受到汞跟鋁這類有毒重金屬沉積物（諸多飲食失調症的原因）攔截或干擾，便能建立健康的思維模式。西芹汁作爲大腦的終極電解質來源，可以迅速治療許多飲食失調症的其他成因。

更不用說西芹汁的植物激素，能夠修復整體內分泌系統。飲食失調症患者的內分泌腺機能可能失常，特別是腎上腺，而植物激素提供重要的化學化合物，能幫助內分泌腺恢復正常。植物激素也能促進腦細胞之間的溝通，讓患者得以克服不同層面的飲食失調症。

西芹汁也能重建胃裡的胃酸，幫助受暴食症所苦的患者恢復。透過消滅腸道中的害菌，西芹汁也能降低腸道發炎。藉此，患者克服干擾飲食的消化問題後便能恢復健康，不需要繼續活在對食物的恐懼與困惑之中。

水腫與腫脹

眼部（眼袋）、面部、頸部、手部、上臂、腳部、腳踝、小腿、大腿或腹部腫脹

如果患者有浮腫、腫脹或水腫問題，但並未診斷出心臟問題、腎臟病或其他能直接解釋的症狀，那便是醫學研究與科學界的未解之謎。全世界有數百萬人患有各種類型的水腫，但醫生卻無法對其成因提出解釋。醫生知道水腫有時是藥物的副作用，但並不了解即便不是時，藥物本身還是可能因爲使肝臟運作減緩或虛弱，進而造成腫脹。許多種類的水腫與心臟或腎臟無關，而是與肝臟有關，無論其中是否牽涉到藥物。

肝臟內的什麼作用導致腫脹？這又是遲緩、功能低落的肝臟充滿毒素的另一種結果。在此情況下，肝臟大多也會受到病毒感染，而醫生並未發現或加以診斷。水腫或浮腫患者通常也會產生其他症狀，但卻沒人了解其根源同樣是未診出的病毒感染。舉例而言，患有橋本氏甲狀腺炎、纖維肌痛症、肌痛性腦脊髓炎/慢性疲勞症候群、萊姆病、類風濕性關節炎或多

發性硬化症的患者，也可能產生輕度至重度水腫，而一切都是起源於肝臟內的病毒感染。

有時候不只一種病毒參與其中，還包括ＥＢ病毒與帶狀疱疹病毒的不同病毒株以及突變。鏈球菌同樣可能在肝臟中增殖，而病毒與細菌都會產生極大量的副產物與殘骸。要對付肝臟中累積的大量沉積物或有毒淤泥，身體其中一種防禦機制便是將其運送至淋巴系統。因此，你的淋巴系統聚集用來稀釋毒素的水分後便會腫脹。淋巴系統原本的目的不是處理各種病毒與細菌的副產物及殘骸，而是處理日常環境中的普通汙染物、身體製造的毒素，以及我們從食物中攝取的毒素。淋巴系統並非是用來當作病原體的沙包，不該在履行主要職責、處理來自日常生活有害物質的同時，還要承受大量病毒與細菌廢棄物質的攻擊。

西芹汁能從淋巴系統中清除這些廢棄殘餘，也有助於分解與破壞肝臟中的病原體，藉此降低病毒含量，並幫助減少肝臟（與其他器官）中的毒素，將其沖進血液中再排出體外。如此便能減少滯留的水分。

另外，滯留的水分並不純淨。當我們發生腫脹並積存體液時，並非留存乾淨的體液，而是汙濁的水分，通常帶有黃色、黏液般的色澤，也比較濃稠，質地有如黏液，因為裡頭充滿毒素與病毒廢棄物。西芹汁能幫助清潔黏稠、汙濁的水分，加以淨化並重新補充，因為鈉簇鹽具有中和毒素與淨化體液的獨特能力，能讓體液流出體外並輕鬆釋出積存的毒素。

情緒困境

焦急、焦慮、情緒起伏、罪惡感、悲傷、易怒、躁鬱症與憂鬱症

沒人想要陷入易怒、低落、擔憂、長期罪惡感或經歷頻繁的情緒起伏。每個人都希望在生命中感到美好、快樂、開朗與平靜。當我們談到心理健康，總得先從這項知識談起。

我們太常告訴深陷情緒漩渦中的人，「這只是心態問題，只需要換個角度就好了。」如果是女性在情感上遇到難關，也很常聽到「一定是荷爾蒙作祟」，這表示醫學研究與科學界尚未全盤掌握心理健康問題。

西芹汁能助我們追求美好、快樂、開朗與平靜，因爲它可以直搗情緒困境眞正的幕後黑手：毒素。生命中的困難處境與環境，的確可能引起部分的易怒、焦慮與悲傷感，而我們通常能清楚了解情緒的起因與影響何在。西芹汁也能幫上忙，因爲能夠活化大腦組織，包括我們用來承受情感創傷的腦部情感中樞。但要是一切處於正常狀態時，卻在沒有明確導火線引爆之下浮現長期情緒問題，這便是毒素惹的禍。每個人體內都各有獨特的毒素組合，某些人所承載的毒素含量，對腦中的神經傳導物與神經元影響較大，這正是心理健康具有多變傾向的原因。

多數人普遍都有毒素累積，可能來自重金屬、病毒毒素，抑或是兩者皆有，而毒素通

常存在肝臟裡頭。我說的「病毒毒素」是什麼？當喜愛躲藏在肝臟中的特定病毒吃下它們最愛的食物，例如在肝臟裡找到的有毒重金屬、蛋類或合成化學物質，便會釋放出神經毒素。（眞是太糟了，因爲很多人都認爲蛋很健康。）這些神經毒素會漂到身體各處，可能因而進入腦中，進一步阻礙神經傳導化學物質，並使腦中傳遞的電脈衝減弱。如此可能造成易怒、焦急、焦慮、情緒起伏，甚至是容易被診斷爲躁鬱症的行爲與情緒波動。症狀的嚴重性通常取決於有毒重金屬與病毒含量的程度，以及存在肝臟中的病毒突變種類。

其中一種會釋放神經毒素的病毒是EB病毒，而光是EB病毒就有超過六十種病毒株。不同病毒株對於各種糧食的胃口也不同。而同樣的，因爲每個人都有不同的毒素組合——不同的有毒重金屬、不同的殺蟲劑、除草劑與其他物質——再加上病毒易變性，便會引起不同程度的焦慮、憂鬱症，與更多可能產生的情緒。某些人在肝臟中的病毒含量較高，而病毒正好在此大啖最喜愛的殺蟲劑、除草劑、麩質、蛋類與乳製品，並釋放大量神經毒素，使其透過血流進入大腦，造成型態較輕微的憂鬱症、兩極化行爲與憂鬱症。

每個人都是獨特的個體，都有各自的靈魂，沒有哪些人的病毒與重金屬含量會恰恰相同，這表示每個人所經歷的情感困境都是獨一無二。神經毒素最後如何滲透大腦、如何減少或削弱神經傳導化學物質，以及如何阻礙腦電活動，都會對每個人造成不同的影響，共同點在於有毒重金屬進入了腦部。汞、鋁、銅或其他重金屬如何附著，以及含量多少，皆會影響它們如何誘發憂鬱症、躁鬱症、似有若無的悲傷感或無來由的罪惡感。對每個人而言，這些情感狀態可能帶來完全不同的感受。在顯著躁鬱症與憂鬱症的案例中，通常有較多有毒重金屬存在大腦中，使電脈衝與神經傳導物短路。悶悶不樂通常是體內各處的病毒過量負荷所引起，這也是肝臟遲緩與功能低落的起因與後果。情感創傷搭配肝臟中的有毒重金屬或病毒含量因素，可能引發較顯著的易怒、焦急或典型的焦慮症。

西芹汁能紓緩每個人情感困境所需的時間不同。有些易怒患者每天飲用西芹汁，可能一星期後便能改善。對某些嚴重焦慮、憂鬱症或任何顯著情感困境的患者，雖然症狀從初期便會減輕至可承受的程度，並且隨之逐漸改善，但完全排解情緒仍需要較長的時間。

飲用西芹汁就像讓一口新鮮空氣進入意識之中，好比倒進大腦的天然清潔劑，能吸聚並清除毒素，使多年來飽受神經毒素與有毒重金屬堆積的大腦組織重獲自由。西芹汁恢復心理健康的力量來自其中的鈉簇鹽，可以活化並提供神經傳導化學物質、將其汰舊換新，同時帶來完整的神經傳導化學物質，讓神經元能夠恢復在腦中的正常運作。鈉簇鹽也能集中腦部毒素，包括汞、鋁與銅等有毒重金屬，再將其削弱、中和與排除。對於神經傳導物以及神經元上的神經毒素，鈉簇鹽則會與之結合後再加以驅散，藉此消除神經毒素，同時活化大腦細胞。

由於飲食習慣欠佳（因為沒人教我們何謂眞正健康的飲食）、壓力負擔過大以及接觸毒素，幾乎每個人的大腦都營養不良。隨著時間經過，大腦功能將因此枯竭。西芹汁就像大腦的綜合維生素，也是腦細胞的最佳回春劑與促進劑。透過接二連三的細胞修復，西芹汁能重建你的大腦健康，使其得以自我療癒。同時，西芹汁也能解決干擾情緒的特定有害物質。

西芹汁的鈉簇鹽還能降低產生神經毒素的病原體含量，先剝去並分解病毒細胞外膜，再削弱其能力，使你的免疫系統能夠摧毀病原體。此外，西芹汁更能淨化肝臟，甚至支援腎上腺。微量礦物質是腎上腺的終極燃料，而患有焦急、焦慮、情緒起伏、罪惡感、悲傷感、易怒、躁鬱症或憂鬱症的患者，無論其腎上腺是否虛弱或者疲勞，都同時患有腎上腺症候群。這是因為伴隨這些症狀而來的難過感受，使腎上腺持續處於戰鬥或逃跑的警戒狀態。在情感困境之外，還要應付疲勞狀態，可謂相當困難。當西芹汁活化並強化腎上腺後，便能讓你更有活力，這正是復原的關鍵。

眼睛問題

當我們談到眼睛健康，常會想起維生素A、柳橙，以及β－胡蘿蔔素與類胡蘿蔔素等紅色色素，對眼睛有所幫助。效果更佳的則是來自像莓果這類食物的抗氧化物，例如野生藍莓的藍色色素，以及覆盆子與黑莓的深色色素。雖然有點難以想像，西芹汁的效果居然超越這些豐富的色素，但這千眞萬確。

眼睛健康會受到醫學研究與科學界尚未發現的毒素影響。有毒重金屬正是對眼睛危害最大的有害物質。微量的汞容易在牙科補牙頭，從銀粉進入眼睛。（即使謹愼移除金屬塡充物，仍會釋放出汞，更多資訊請參閱《醫療靈媒》。）汞同時存在我們的用水與所吃的魚之中，而且我們也會接觸幾世代以前從家族血脈遺傳下來的汞。我們眼睛中的汞，大部分都是由此而來——從祖先身上透過精子與卵子（以及母胎之中）世代遺傳。家族遺傳下來的並不是疾病本身，而是重金屬。各種退化性眼部疾病都跟汞有關係，但醫學研究與科學界尚需要數十年才會了解這點。目前被視為遺傳性的神祕目盲症，幕後黑手正是重金屬，使我們眼睛裡負責視覺的細胞，充滿了汞反應後產生的鋁副產物。

病毒活動對眼睛健康而言，是另一種惱人的有害因子。可能由於單純疱疹病毒在某些人身上活動了許多年，以至於影響了眼睛。第一型單純疱疹病毒、各種帶狀疱疹病毒、許多不同種類的ＥＢ病毒、巨細胞病毒與ＨＨＶ-6，都可能製造使視網膜與眼睛其他部位逐漸退化的有害毒素與副產物。

西芹汁是對於視力與修復眼睛最有益的食物。在眼睛保健的領域中，西芹汁甚至能夠超越野生藍莓，而這兩者是地球上唯二能保護眼睛到如此程度的食物。野生藍莓可以透過抗氧化物來幫助眼睛。至於西芹汁能使人療癒的原因之一，在於可以幫助排除體內的有毒銅。鈉簇鹽含有對眼睛極爲關鍵的微量礦物質，包括微量鋅與微量銅。微量礦物鋅能中斷眼睛周圍與內部、甚至視神經沿途的所有病毒活動，而微量礦物銅則可以結合有毒銅，將其鬆動並連根拔起，再從眼睛流入血液中，最後排出體外。微量鋅也能幫助阻斷汞與鋁的反應，使其無法侵入眼睛造成退化性眼部疾病。

西芹汁的維生素C就栓在鈉簇鹽上，當鈉簇鹽幫助重建與修復眼睛組織時，維生素C便隨之進入眼睛。遇有各種眼睛問題的患者，幾乎都缺乏維生素C，因爲眼疾病患的肝臟也幾乎都有問題。當肝臟發生遲緩、機能低落、負荷過重或機能失調，表示肝臟無法加工進入其中的維生素C，不能將維生素C充分甲基化，並以生物可利用的型態輸送至身體各處。西芹汁的維生素C能立即灌注於眼細胞，維持其運作，並幫助逆轉或至少中斷疾病進程。腦中負責向視神經傳遞訊號的神經元，也需要仰賴鈉簇鹽所提供改善神經傳導物的功效。單靠此作用，便可對從輕微到嚴重的多種眼睛症狀帶來助益。

讓我們來談談西芹汁如何改善幾種特定眼睛症狀與疾病。即使你的問題沒出現在清單上，西芹汁仍然對你有幫助。

白內障

由長期缺乏維生素C所導致，原因來自殺蟲劑、除草劑、殺真菌劑與舊型DDT使肝臟的負擔過重、毒性過高。西芹汁能提供有效、可用的維生素C，來減輕肝臟負擔，幫助預防白內障增生。

色盲

在母胎中或出生後不久，眼睛整體與深處接觸鉛毒素，是導致色盲的原因。色盲患者由於接觸鉛毒素，容易隨年紀增長，產生眼睛敏感問題。西芹汁能幫助預防與解決後續的敏感與疾病。

先天性眼部缺陷

這類問題被視爲遺傳疾病。醫學研究與科學界尚未發現，從數代以前遺傳而來的，其實是容易透過世代累積的重金屬。汞是導致先天性眼部缺陷的主要有毒重金屬。由於西芹汁有助於防止汞擴散，可以保護眼睛細胞不會在多年後進入成年時，受到汞的進一步傷害。

結膜炎（紅眼症）

結膜炎是由鏈球菌導致的慢性細菌感染，分爲急性或長期的嚴重型結膜炎，發生症狀取決於鏈球菌的菌種，以及是否屬於對抗生素有抗藥性的較強菌株。西芹汁提供鈉簇鹽以及立即可用的維生素C，幫助縮小藏在眼睛深處與眼窩周圍的鏈球菌叢，藉以對抗感染。鏈球菌無法對西芹汁的簇集鹽產生免疫。

角膜病

由慢性、長期病毒感染所導致，ＥＢ病毒是最常見的病因。病症中的雲朵狀物質，是堆積在眼中的病毒副產物。西芹汁的鈉簇鹽有助於消滅病毒，因此能降低病毒感染，保護眼睛不受病毒侵害，同時也提供維生素C，保護缺乏養分的眼睛。

糖尿病性視網膜病變

當某人罹患視網膜病變，同時又有糖尿病時，便可能被誤解爲彼此相關，其實這看法並不正確。也有許多視網膜病變患者並沒有糖尿病。

無論有無糖尿病，患者都有同樣的問題：遲緩、機能低落的肝臟或脂肪肝，因爲各種殺蟲劑、除草劑、石化物質、溶劑、有毒重金屬與病毒而過度負荷。幾乎所有視網膜病變患者，無論有沒有糖尿病，大多採取高脂飲食習慣。所有我們與糖尿病畫上等號的含糖食物，例如蛋糕、餅乾、甜甜圈等，脂肪含量都跟糖分一樣高，其中的脂肪引起肝臟問題，進而導致罹患糖尿病或使人患有未診出的血糖問題。肝臟虛弱會引起全身嚴重缺乏養分，因爲肝臟是維生素與其他養分的儲藏室，也是引起視網膜病變的原因。西芹汁能淨化並逐漸修復肝臟，進而縮小甚至減輕視網膜病變。

乾眼症

多數乾眼症案例皆是慢性脫水的結果。軟性飲料（汽水）、咖啡，以及不純淨的水、椰子汁、果汁或新鮮水果，都會使人長期脫水。許多烹調食物也一樣，裡頭甚少提供優質、充滿活力與生命力的水來滋養細胞。當身體慢性脫水時，初期症狀便是眼睛與皮膚乾燥，因爲身體會優先保護大腦與心臟。

西芹汁能從肝臟開始補充身體水分，藉以活化器官，恢復我們在《肝臟救星》當中所探討的活水儲存功能、減少現今多數人體內流動的有毒汙血，同時補充淋巴系統的水分，以提供全身上下不可或缺的電解質。

有些乾眼症案例是由於腎上腺機能低落所導致。在這種情況下，西芹汁的鈉簇鹽能進入疲勞的腎上腺，協助使其恢復活力。

飛蚊症

視神經是引起這種難解症狀的源頭，也使醫學研究與科學界感到十分困惑，而西芹汁能降低視神經上的發炎現象，幫助改善飛蚊症。

在視網膜、瞳孔或眼睛其他部位無顯著外傷的情況下，所浮現的白點、閃點、白色閃光或黑點，是由來自ＥＢ病毒的神經毒素與汞這類重金屬結合後，使視神經發炎所造成。強大的類黃酮與維生素Ｃ，伴隨西芹汁的鈉簇鹽共同行動，能幫助腦部周圍的特定神經、包括視神經在內，驅散附著在神經上的神經毒素，甚至保護神經不受病毒攻擊，同時滋養神經細胞，使視神經得以恢復活力。

青光眼

青光眼是由於某種ＥＢ病毒侵入眼睛，產生刺激體液生成的發炎現象，而發炎組織與體液結合，便會使眼壓升高。西芹汁中的鈉簇鹽，以及可取得、可用的維生素Ｃ，能進入眼睛，建構眼睛的免疫細胞，並幫助分解與摧毀ＥＢ病毒。

低視能

病因無法診斷、無來由的視力減弱症狀，是由於各種毒素造成視神經中的神經細胞衰弱所造成，其中包括病毒毒素與來自殺蟲劑、除草劑、殺眞菌劑與石化物質等來源的毒素。透過飲用西芹汁，視神經便能再生。利用西芹汁的高電解質含量，可以協助恢復視神經細胞。

微量礦物質與鈉簇鹽注入細胞，能使新的神經細胞在視神經內再生，有助於阻止視力繼續惡化，並提升患者恢復與改善的能力。

黃斑部退化

黃斑部退化是由有毒重金屬與病毒活動兩者所導致。正如你先前讀過，西芹汁能幫助解決這兩種問題，直搗症狀根源。

視神經萎縮

在這種進階版的低視能症狀中，滲透視神經的有毒重金屬、石化物質、溶劑、殺蟲劑、除草劑、殺眞菌劑與／或病毒神經毒素，使視神經變得虛弱。視神經退化時，會阻礙從眼睛向大腦傳遞的訊息。有些視神經萎縮的案例是單獨由病毒感染所引起，其中ＥＢ病毒是最常見的病毒來源，其次是ＨＨＶ－６，第三是帶狀疱疹病毒，在入侵視神經後會引起發炎，使不了解這種病毒性症狀的醫生診斷成各種疾病。西芹汁的鈉簇鹽有助於將病毒排出視神經，同時恢復視神經細胞，也讓新的細胞得以增殖茁壯。此外，也多虧其補充神經傳導化學物質的作用，西芹汁能強化臨近視神經以及從視神經接收訊息的神經元。這種神經元強化作用能大幅改善視神經萎縮。

疲勞症

沒有規律或原因的日常疲勞，例如由肌痛性腦脊髓炎／慢性疲勞症候群引起的疲勞，通常是由慢性病毒感染所導致，EB病毒就是普遍的例子。在吞食像有毒重金屬汞、殺蟲劑、除草劑、藥物與石化產品等有害物質後，EB病毒製造的神經毒素會漂流至身體各部位，引起神經系統敏感與過敏反應，導致我所稱的「神經疲勞症」。假如患者正在對抗這種疲勞症，具有極度抗病毒特性的西芹汁便能幫得上忙。流經全身的鈉簇鹽會搜尋病毒毒素，甚至是活性病毒本身，並脫去病毒外膜，使病毒逐漸縮小、分解。同時，鈉簇鹽能使滲透腦細胞並阻礙（或傷害）神經元與神經傳導化學物質的神經毒素失去殺傷力，也會削弱滲透心臟、肝臟、胰腺甚至肺臟的神經毒素。透過每日飲用西芹汁，來中和這些毒素，患者可以隨時間逐漸恢復精力，再加上其他抗病毒手段，便能回到以往精力充沛的程度，甚至更上一層樓。

假如某人的疲勞症，確實只是由於腎上腺過度疲憊所引起，而且有白天疲勞、夜間精神充沛，或是白天中途覺得勞累，需要小睡才能繼續活動的症狀，西芹汁能夠提供終極電解質，並利用鈉簇鹽來滋養腎上腺，使其得以自我重建、活化與修復。腎上腺獲得強化後便能維持穩定，不會在過度運作與效能低落的狀態間循環，有助於改善患者的腎上腺疲勞。關於腎上腺的更多資訊，請參閱「腎上腺症候群」。

運動疲勞是西芹汁能改善的另一種疲勞症，來自在各種運動中過度使用肌肉，使神經系統筋疲力盡所導致。跑者與其他運動員將這種感受稱爲「撞牆期」。未曾鍛鍊力量與耐力的非運動員人士，可能在運動約十分鐘後便產生運動疲勞。無論運動與否，西芹汁都是神奇的良方，比任何其他食物更能復甦肌肉，也有助於支持肌肉內的神經，以簇集鹽同時滋養神經與肌肉。肌肉細胞接收簇集鹽，就好比嬰兒接收母乳一樣，而且簇集鹽能幫助肌肉排除每天累積的乳酸與毒素。將西芹汁加入日常飲食中，能加快恢復速度與復原時間。

膽結石

膽結石是由肝臟所分泌，只會在膽囊內形成。毒素過高、負擔過重、遲緩或功能低落的肝臟中，充滿無用的蛋白質、大量紅血球細胞、病毒與病毒淤泥、細菌與細菌淤泥，以及來自我們呼吸、攝取或接觸的數百種工業化學化合物所累積而來的有毒物質，例如世代遺傳的DDT或有毒重金屬。

肝臟原先並非用於處理現今世界的有害物質。因此醫學研究與科學界並不了解，肝臟會將超過負荷的物質輸送至膽囊，因而將有毒物質排入膽囊。膽囊的溫度比肝臟低，尤其當肝臟因爲過度負荷而過熱時，所以當淤泥從溫暖的肝臟進入較低溫的膽囊，便會形成結石。無論是膽紅素結石或膽固醇結石，成分都沒有那麼單純，裡頭結合了數十種毒素，其中有許多種尚未受到醫學與科學界研究。膽結石並不乾淨，其實很髒。

你或許已經聽過西芹汁能幫助溶解膽結石，有時可能是來自《醫療靈媒》書籍的資訊：這項訊息相當熱門，以至於比其他《醫療靈媒》療癒指南更快傳遍世界。因此患者可能有些無所適從，不知道除了飲用西芹汁之外，還能做什麼來改善健康，或者根本不知道何時該喝、又該喝多少。現在你已經找到這項訊息的來源，的確，西芹汁能改善已經存在的膽結石。當鈉簇鹽進入膽囊，便立刻在膽結石上挖坑鑿洞，使其變得像瑞士乳酪一樣布滿坑洞，進而碎裂並隨著時間溶解。西芹汁也有助於逐漸淨化並復甦負擔過重的肝臟，是我們所擁有最強大的肝臟解毒劑，這代表西芹汁能從根本幫助預防膽結石。（關於膽結石的更多問題，請參閱「鏈球菌相關症狀」。）

毛髮稀疏與落髮

無來由的毛髮稀疏與落髮，背後原因通常是缺乏腎上腺激素。腎上腺相當複雜，醫學研究與科學界如今尚未探究出腎上腺製造的多數激素；醫學界仍處於理解腎上腺的初期階段。事實上，腎上腺會根據生命中的不同處境，製造出五十六種不同的混合腎上腺素，對此，你在《醫療靈媒》一書中能找到更多資訊。腎上腺也不只製造腎上腺素與皮質醇，還會製造豐富的激素，包括生殖激素在內。西芹汁適合用來幫助腎上腺，因為它幾乎跟腎上腺一樣複雜。

我們的飲食無法滿足腎上腺的一切需求，所以這種腺體有時會缺乏必要養分。正如你稍早讀到，縱使西洋芹生長在貧瘠土壤中，仍會擁有重要的鈉簇鹽，所以無論西洋芹是從哪裡採收，西芹汁當中都會汲取出特別能滋養腎上腺組織的鈉簇鹽。只要腎上腺吸收西芹汁的鈉簇鹽，就能夠恢復均衡，開始製造更多特別的植物激素，使身體的重要部位、例如毛囊，能夠接收其所需的訊息。恢復供給激素，就像為毛囊種植食物，刺激毛囊便可使毛髮生長。

人們常注意到，當他們所承受的壓力較小，而且長時間處於人生中比較愉悅的階段之後，落髮的形況便會減輕，甚至長出新的毛髮。這是因為腎上腺處於較穩定的狀態，比較能夠支持毛囊所需。當我們處在巨大壓力下就正好相反：腎上腺與皮質醇可能會滲透毛囊，導致許多人在此狀態下發生落髮。我們無法隨時掌控生命中的處境，但無論在艱困或愉悅的處境下，飲用西芹汁都能支持腎上腺以及毛囊所需。

頭痛與偏頭痛

我們會因爲不同原因產生頭痛與偏頭痛，無法在此全盤道盡，所以只挑出幾種來談。（更多資訊請參閱《醫療靈媒》的偏頭痛章節。）別擔心，西芹汁能解決頭痛與偏頭痛的各種根源。

偏頭痛仍是醫學研究與科學界的謎團，數百萬人爲之所苦，卻找不到原因。偏頭痛的原因之一，是由帶狀疱疹病毒製造的神經毒素，引起橫隔膜神經、迷走神經與三叉神經發炎所導致。（如我在《醫療靈媒》一書中所分享，帶狀疱疹多達三十種，比任何人知道的都還多。）西芹汁是這些重要神經的抗發炎劑，能透過鈉簇鹽當中珍貴的微量礦物質來安撫、修復與活化神經。西芹汁也會結合神經毒素，並中和毒素中侵襲神經的有害物質。亦即，西芹汁能削弱神經毒素的毒性，並幫助消除其不良特性。因此，可以減低橫膈膜神經、迷走神經與三叉神經對於帶狀疱疹神經毒素的敏感度——就像受到西芹汁的鈉簇鹽所保護。

偏頭痛與頭痛的另一項因素是腦細胞中的有毒重金屬。例如汞與鋁等有毒重金屬沉積物，會產生干擾腦中電流的阻礙，促使大腦運作過熱。電脈衝無法自由穿透腦部組織，只能四處彈射，而這不只會使大腦溫度上升，也代表患者需要消耗更多能量才能處理資訊、思考，以及維持正常機能。西芹汁能滋養每一個腦細胞，提供充足的養分，幫助電流跨越有毒重金屬，並自由流過神經元。西芹汁也能提高神經傳導化學物質，使大腦即使面對有毒重金屬，也能夠發揮最佳機能。

人們時常因爲慢性脫水與血液汙濁導致的缺氧發生偏頭痛與頭痛，根本原因在於遲緩、機能低落的肝臟，以及高脂飲食使血液中充滿排擠氧氣的脂肪，從而使大腦等特定器官的含氧量降至最低水平。西芹汁能幫助消除血中脂肪，藉此清理並淨化血液，同時也能清除肝臟中累積的有害物質，因爲肝臟是人體主要的過濾器。

活化肝臟能恢復肝臟其中一種重要的化學機能，我稱之爲「駱駝效應」：從我們吃下的像蘋果等健康食物中收集的珍貴水分子，用以活化來自例如咖啡、紅茶與軟性飲料等脫水根源的「死」水。（更多資訊請參閱《肝臟救星》。）西芹汁本身也能幫助我們補水，它是終極電解質來源，能幫助改善已經存在體內與血液中的水分，使其恢復活力，並減少發生在數百萬人身上、醫學專家卻未能注意到的慢性脫水問題。

西芹汁也能改善長期處於戰鬥或逃跑狀態下，使腎上腺素進入大腦後引發與壓力、情緒及緊張有關的頭痛與偏頭痛。由於西芹汁能強化腎上腺並中和有毒的腎上腺素，幫助阻止這些腎上腺素激發頭痛。

心悸、異位性心跳與心律不整

如果你有心悸、異位性心跳或心律不整問題，卻沒有顯著的心臟病、動脈阻塞或心臟科醫師肯定的其他原因，可能會有人說這是荷爾蒙失調或遺傳問題，這些答案其實並不正確。上述病名只意味著你的心跳漏拍、心臟不規則跳動，或是你的醫生不了解心跳異常的原因何在。真正的源頭是由肝臟從二尖瓣、主動脈瓣或三尖瓣所收集而來、使心臟瓣膜黏稠的膠狀物質。當你喝下西芹汁，便能直達形成黏稠膠狀物質的根源：病原體，例如ＥＢ病毒。

多數人的肝臟都有ＥＢ病毒，而這種膠狀物質便是由其副產物與病毒屍體等廢棄物質所構成。膠體會隨著時間堆積在肝臟中，直到某一天開始從肝臟外漏。當此情形發生時，心臟就會透過肝門靜脈將膠體從肝臟抽出，並可能些微黏附在心臟瓣膜上，導致瓣膜稍微堵塞，以至於引起心跳漏拍、胸部突振或是心跳直逼喉頭等感受。膠體並不像斑塊那麼嚴重，並不算危險，但仍然值得重視，畢竟這代表肝臟問題可能越發劇烈。

西芹汁能在進入肝臟時分解這種淤泥，藉此改善難解的心悸。同時也能改善肝臟釋放未知化學化合物作為去汙劑的能力（我曾在《肝臟救星》一書提及），進而幫助驅散這些膠體。此外，西芹汁能削弱幕後的病毒（例如ＥＢ病毒），使病毒廢棄物的製造量減少，從源頭減少膠體堆積。西芹汁也能處理已經抵達心臟的膠狀淤泥，其礦物鹽通過血液進入心臟瓣膜，將膠體物質鬆動、分解，再排出體外。

膽固醇過高

與膽固醇相關的大小事都跟肝臟有關。發生任何類型的膽固醇問題，都是肝臟症狀發展初期的徵兆。肝臟能製造、控制、組織並儲存膽固醇，所以當肝臟運作遲緩、機能低落，並在醫生無法診出的多年毒素累積而使機能開始崩潰時，膽固醇讀數便開始改變。此現象可能早在檢驗報告上的肝酵素數值升高前就已經發生，所以沒人了解肝臟與膽固醇之間的關係。

你是否曾經納悶，為什麼有些人的飲食習慣極差，但卻得到完美的膽固醇讀數？因為他們的肝臟尚未超過負荷。還有些人的飲食習慣看似健康，卻因為讀數朝醫生不樂見的方向發展，而被診斷出膽固醇問題。這代表他們的肝臟已經開始拉警報，早已長期負擔過重。每個人的肝臟狀態都不同，有些人充滿例如ＥＢ病毒與鏈球菌等病原體，有些則同時充滿病原體與例如有毒重金屬、殺蟲劑、除草劑、殺真菌劑、藥物、塑膠與其他石化產品等毒素。當肝臟的儲存空間已經到達極限，肝臟處理、轉化、製造、儲存與發展膽固醇的能力便開始降低。

西芹汁比任何抗血脂藥的效果更好，可以直達膽固醇症狀的根源：肝臟。西芹汁幫助肝臟排空、清潔與淨化毒素及病原體，並修復與活化受損的肝小葉，同時透過鈉簇鹽降低病毒與細菌含量。這些簇集鹽也能恢復肝臟對於膽固醇的多種機能，並改善肝臟製造的膽汁濃度，膽汁濃度越高越能幫助分解脂肪。

高血壓

西芹汁是血壓的調節劑。我們即將探討高血壓問題，但即便西芹汁能夠使高血壓患者的血壓降低，並不代表你如果有低血壓就要避免飲用西芹汁。無論你的血壓高低，西芹汁都能派上用場。低血壓時，可以幫助提升血壓；血壓正常時，可以幫助維持穩定；高血壓時……我們馬上就會談到。

當心臟科醫師找不到明確的心臟病、血管阻塞或動脈硬化時，高血壓對醫學研究與科學界而言就是個謎。目前尚未發現沒有明確病因解釋的高血壓其實是由肝臟引起，特別是遲緩、功能低落又充滿毒素的肝臟。作爲身體的過濾系統，肝臟多年來聚集並留存了不該出現在身體內的物質，爲了維持身體健康，早已超過負荷。從肝臟流出的血液應該鮮明又潔淨，然而當肝臟毒素過高，便開始流出充滿毒素的汙濁血液，心臟必須花費十倍到五十倍的精力，才能從肝臟堵塞的過濾孔抽出如此濃稠的血液。這便是高血壓的成因。醫療檢驗無法驗出這等現象，也還沒有任何工具能夠診斷出肝臟運作遲緩，或是能發現這種代表脂肪肝存在的前驅指標。

西芹汁能幫助肝臟排除阻塞的毒素，改善遲緩與機能低落。其中的鈉簇鹽能驅散肝臟以及血液中的有毒物質，就像溫和、安全、人體可接受的血液清潔劑，將結塊的毒素與有害脂肪（大部分隨血液漂流的脂肪）分解，使血液流動更加順暢。鈉簇鹽也能滋養並強化心臟，使其不至於因爲工作過度而受到折磨。規律飲用西芹汁，便能持續清除肝臟內部的有毒殘骸，讓肝臟流出純粹、乾淨的血液，避免心臟過度操勞。

失眠症

失眠症的原因之一在於情緒干擾，可能來自過多的壓力、失落、心碎、衝突、受人誤解，或是人生中的未解事物。遭遇這些經歷與失眠，會急遽耗損神經傳導化學物質。在此情況下，西芹汁能帶來絕佳的神經傳導化學物質補充效果。由於鈉是神經傳導化學物質的重要環節，而西芹汁當中的鈉，其構造與型態與你從其他來源獲得的鈉截然不同，也是最佳的神經傳導化學物質成分。更不用說西芹汁的鈉簇鹽，結合了數十種同樣對大腦有益的微量礦物質。藉由補充神經傳導化學物質，西芹汁能協助你安然度過混亂的處境。

失眠的另一項原因是慢性病毒感染。常見的EB病毒會分泌大量的神經毒素，透過血液進入腦中並減弱神經傳導物，進而導致睡眠障礙。西芹汁的鈉簇鹽有助於將神經毒素去活化、削弱並加以中和，降低對於神經傳導化學物質的傷害。長期飲用西芹汁可以幫助分解並摧毀病毒，從源頭使其無法製造干擾睡眠的神經毒素。

失眠症也可能起因於肝臟問題。痛苦、遲緩、機能低落又充滿毒素副產物的肝臟，在夜間可能發生痙攣，即便你感覺不到痙攣，仍會從睡夢中醒來。一旦清醒後，假如你想上廁所或是內心開始胡思亂想，便難以再度入睡。西芹汁能幫助肝臟削弱與清理毒素，同時摧毀肝臟中可能產生更多毒素的病毒，藉此幫助肝臟恢復活力，並緩和緊張。平靜的肝臟較少發生痙攣，也較少干擾睡眠。

有些人的失眠原因來自於整體神經系統敏感。神經隱隱作痛及疼痛、不寧腿症候群、抽痛、痙攣與神經虛弱，常會讓人睡不好，對於像肌痛性腦脊髓炎/慢性疲勞症候群與萊姆病等神經疾病的患者而言也是如此。西芹汁的鈉簇鹽是地球上最強大的電解質，遠勝過其他食物所能提供，可以幫助保護中樞神經系統，讓許多神經疾病、症狀與自體免疫失調患者獲得紓緩效果。

很多時候，我們會因為發炎引起的腸道內壁敏感而失眠，亦即食物在夜間通過腸道時，會不斷讓人醒來。與肝臟痙攣一樣，患者可能根本沒有感覺，好像不知不覺就清醒過來。西芹汁能從各個層面改善消化作用。例如，它能強化胃酸以促進蛋白質的消化，也能恢復腸壁所磨耗掉的天然砂紙狀結構，使其更容易攫取、處理與聚集纖維。也因爲西芹汁有助於修復用來接收訊息並引起蠕動行爲的腸道末梢神經，可以使蠕動更爲順暢。這些都有助於改善睡眠。

關節疼痛與關節炎

當有人罹患關節炎時，背後可能有幾種原因。其中之一是多年來形成的鈣化物質堆積並包圍關節與關節窩，導致軟骨磨耗與撕裂。也可能伴隨聚集在全身各處關節部位的各種不同毒素與毒物，例如有毒重金屬，這是肝臟長期遲緩與機能低落的結果。毒素加上鈣化，便引起許多人身上隨年紀增長而來的典型關節炎。降低患者生活品質的骨刺，也可能隨著時間而形成。這些基本上也是由接觸毒素而形成的骨骼結節。

西芹汁能幫助潤滑關節與軟骨、強化韌帶及結締組織，以及減少可能發生在關節部位的神經發炎。西芹汁具有分解及驅散沉積鈣質的獨特能力，與其能夠溶解膽結石、腎結石、沾黏與疤痕組織的效果同樣獨特，這也是西芹汁的神奇之處。西芹汁將沉積鈣質逐一分解，並釋放回血液之中再排出體外的能力，與其中的鹼性因子相關。西芹汁在進入體內後就呈現極高鹼性。別與體外的高鹼性來源搞混，例如pH值較高的水，其實對身體的pH值並沒有影響。更多資訊請參閱《肝臟救星》。西芹汁進入胃部會產生急遽改變，鹼性程度比原本更高，這正是能夠減緩關節疼痛的原因之一。

可配合參考先前提到關於類風濕性關節炎與牛皮癬性關節炎的說明。

腎臟病與腎結石

腎臟損傷是引起腎臟機能失調與疾病的原因。腎臟損傷可能有好幾種型態，其中一種是由藥物、消遣用毒品、有毒重金屬、殺蟲劑、除草劑與溶劑所引起的毒素損傷。

目前最常見的腎臟損傷來源，是病毒或細菌透過血管或尿道進入腎臟所造成的病原體傷害。其中最常見的病毒包括HHV-6、HHV-7與EB病毒，而且醫學研究與科學界並未察覺腎臟病與病毒的關連。當病毒使腎臟發炎，醫生常誤解是免疫系統在攻擊腺體。至於腎臟腫瘤與囊腫，無論是惡性或是良性，形成過程中都少不了病毒的參與。就細菌性腎臟感染而言，鏈球菌是常見的因素，而鏈球菌也會引起可能轉變爲嚴重腎臟感染的尿道感染（UTIs）。

接著還有食物傷害。高蛋白飲食會縮短腎臟壽命。目前盛行的高蛋白飲食其實很特別，因爲就連醫學研究與科學界都了解，具有輕微腎臟問題的人不能攝取過多蛋白質。高蛋白飲食的脂肪含量也很高，兩相組合之下，便在腎臟留下許多磨損與傷痕，減緩腎臟的運作並使其疲憊不堪，也爲病原體與我們談過的其他傷害來源架好了舞台，將腎臟推向崩潰邊緣。

尤其當你正接受透析（洗腎）或其他複雜的腎臟療程時，在日常生活中加入任何飲食前都必須先向醫生諮詢，包括西芹汁在內。假如你的醫生可以接受，西芹汁其實對腎臟很溫和，而且只要少許劑量便有極大助益。患有任何腎臟問題或腎臟病時，所有大劑量的物質都不恰當，無論是大劑量的藥物、動物性蛋白質、植物性蛋白質或特定營養品都一樣。即便是西芹汁，我們也需要抱持敬意與留心，當腎臟處於虛弱、有問題的狀態，多不見得好。少劑量的西芹汁就能提供腎臟病患者微量礦物質、維生素C與一定的鈉簇鹽，幫助對抗導致大多數腎臟機能不良的病原體。少劑量的西芹汁，也能幫助腎臟修復由接觸化學物質或長期攝取過多蛋白質等來源所造成的毒性損傷。當腎臟虛弱時，腎上腺也會面臨挑戰，而西芹汁的植物激素也能幫助腎上腺恢復。

西芹汁也有助於縮小並溶解由高蛋白與高脂飲食所產生的腎結石。腎結石的來源可能是蛋白質或鈣質，亦可能兩者結合。西芹汁能在結石上挖出小坑洞，使其分裂與溶解，預防形成腎結石的效果也很好。假如你仍然攝取高脂飲食，雖然無法保證你不會產生腎結石，但西芹汁還是能幫助對付過量蛋白質與脂肪造成的影響。

喪失性欲

當女性健康檢查一切沒問題，卻無端端失去性欲時，原因通常在於虛弱的腎上腺（醫生可能並未發現）。西芹汁的鈉簇鹽所結合的微量礦物質，能夠活化腎上腺組織、為其注入活力，以及強化腎上腺製造在性行為時釋放特定腎上腺素的能力。

男性在腎上腺虛弱時，仍可能有強烈的性欲。男性假如喪失性欲，通常是大腦特定部位的神經傳導化學物質減弱，或是有毒重金屬含量升高所引起，也可能兩者皆有。西芹汁能幫助修復神經元與腦部組織、補充神經傳導化學物質，以及幫助鬆動重金屬物質並準備排出大腦外。

新陳代謝問題

「新陳代謝」不一定是我們所認為的意思。如同我在《醫療靈媒．甲狀腺揭密》中揭露，新陳代謝緩慢並不是罹患症狀或疾病的眞正原因，以前不是，將來也不會是。因爲「新陳代謝」一詞是用來描述「我們活著、我們的血液正在流動、我們的身體正在運作」這項發現。「新陳代謝緩慢」並無法提供我們解答，說明身體哪裡出問題，進而產生像體重增加等症狀。然而「新陳代謝」已經成爲金科玉律，用來解釋人們所遭受的掙扎。所以倘若我們也要依循此道，沒錯，在某種意義上，西芹汁能加快你的新陳代謝，確實有助於減輕體重。

所謂新陳代謝緩慢的眞正原因，其實是遲緩的肝臟。就是這麼單純，而改善肝臟狀態便是幫助你減重的來源。眞要複雜說來：我們的肝臟充滿了日常生活所遭遇的各種有害物質，包括殺蟲劑、殺眞菌劑、除草劑、有毒重金屬、合成化學物質、細菌、塑膠，甚至是過量腎上腺素這種有毒激素。當肝臟因此阻塞，再加上來自高脂、高蛋白飲食的脂肪細胞，有害物質便會拖慢肝臟的運作，使其變得遲緩，導致發展出脂肪肝或肝臟機能失調。最後，肝臟中儲存的脂肪過量，身體便開始將脂肪儲存在其他部位。

西芹汁能透過清理各種毒素，並幫助驅散脂肪細胞，藉此活化肝臟——西芹汁實質上能淨化你的肝臟、排除各種毒素，以及降低病毒含量，從而喚醒肝臟並使其恢復生機。而當你的肝臟狀態改善，身體其他部位也會跟著改善。每個器官都變得更加乾淨，血液與淋巴系統更是潔淨又少有毒素。

如果這就是你所謂的改善新陳代謝，儘管這麼稱呼吧，但在此同時，別忘了幕後的眞正功臣：多虧了西芹汁，才得以改善肝臟的狀態。

亞甲基四氫葉酸還原酶基因突變甲基化問題

西芹汁能減少與MTHFR基因（亞甲基四氫葉酸還原酶基因）突變患者相關的同半胱胺酸濃度上升現象。當肝臟慢性發炎時，同半胱胺酸濃度便會上升，而西芹汁能幫助肝臟充電、恢復活力並補充能量，同時清除肝臟中阻礙其運作的高含量毒素。肝臟毒素的常見來源是病毒廢棄物。當例如EB病毒等在體內活躍時，會在肝臟中排泄殘渣，而當這些毒素長期累積，就會引起肝臟發炎的危害。西芹汁能中和肝臟與血液中的毒素。

即便某人的同半胱胺酸濃度並未上升，但造成MTHFR基因突變的成因依然存在：肝臟長期含有病毒，無論濃度高低，都會導致肝臟負擔過重與虛弱。這裡所說的發炎不限於肝臟，而可能發生在全身各處，即便未出現同半胱胺酸標記也一樣。當血液中滿載病毒毒素，便會引起發炎，導致MTHFR基因突變檢測呈現陽性——可說等同於發炎檢驗。

西芹汁的鈉簇鹽能幫助降低隨血液流動的病毒毒素，以及發炎現象。西芹汁有助於將這些毒素沖出肝臟、血液與腎臟之外。西芹汁當中的葉酸鹽對於甲基化問題與MTHFR基因突變的患者也相當重要，因爲此種型態的葉酸鹽對於虛弱、困頓、無法妥善進行甲基化的肝臟而言很容易轉化。一旦長期飲用西芹汁使肝臟變健康，肝臟就能重新進行重要的甲基化作用。因爲接收來自腸道的維生素C與其他養分、加以轉化與儲存，再以高生物可利用的型態釋放到血液之中，是肝臟最重要的機能之一。藉此可以降低全身各處的發炎，並逆轉MTHFR基因突變的檢驗結果。

聽起來似乎很令人困惑，但這卻發生在許多人身上：最初的基因突變檢測驗出陽性報告，而在實施正確的療癒手段後，複檢結果就不再驗出基因突變，讓醫生摸不著頭緒。眞相就是，一旦你利用大量西芹汁與《醫療靈媒》系列提供的其他療癒手段恢復肝臟健康後，便能消除出於錯誤解釋、模稜兩可的診斷結果。假如這項嶄新思維使你感到訝異，請參閱《肝臟救星》一書，便能了解關於MTHFR基因突變的全盤眞相。

神經症狀

胸悶、手抖、抽痛與痙攣、肌肉無力、刺痛與發麻、不寧腿、坐立不安、四肢無力、肌肉痙攣、痛覺與疼痛

患有神經症狀卻沒有受傷等明確原因的患者，都有個共通點：病毒含量過高，通常來自EB病毒。EB病毒共有超過六十種，而幾乎每個人的肝臟中都有至少一種EB病毒株。對許多人而言，這種病毒處於休眠狀態，所以永遠不會發現其存在。但也有許多人的病毒處於活躍狀態，但卻躲過醫學研究與科學界的法眼，所以即便病毒造成多種症狀或疾病，使人每

天受其影響，患者也從未得知其存在。

要讓ＥＢ病毒主動造成健康問題，就需要燃料，而它們最愛的燃料便是有毒重金屬，例如汞。肝臟是重金屬等有害物質的集散地，而且通常濃度極高。當ＥＢ病毒攝取重金屬，便會將重金屬分泌爲更強大的型態：神經毒素。病毒神經毒素，顧名思義對神經具有毒性，也是數百萬人受神經問題所苦的幕後黑手。

患者具有的病毒株與有毒重金屬（多爲汞跟鋁）濃度，決定了感受與症狀。病毒所排出的神經毒素到底有多毒？大啖重金屬與其他病毒燃料型態而自我複製的病毒，攻擊性有多強？神經毒素經過分泌後，便會離開肝臟（或病毒在體內製造神經毒素的部位）並隨著血液漂流，最後進入腦部或附著在全身的神經上。當病毒神經毒素附著於神經，就會使神經發炎並引起症狀。假如神經毒素附著在腿部、手臂、肩膀或脊椎中的特定神經，便可能引起一肢或多肢手腳的肌肉遲鈍、無力或疲勞。神經毒素也會引起較爲普遍的神經疲勞症，使患者感到全身遲鈍與沉重，就像被人按住或拖慢一般。當神經毒素進入大腦，也會引起極度類似的症狀。傳遞至手臂與腿部的訊息速度減緩，導致身體一側或雙側的疲勞與虛弱。（更多資訊請參閱本章「疲勞症」當中的神經疲勞症。）

病毒神經毒素的威力強大，可能也會刺激肌肉痙攣與抽痛，發生在神經接收大腦發出訊號時，受到某些因素中途干擾或刺激腦部組織當中的神經元。所謂的「某些因素」便是神經毒素。當神經元充滿神經毒素時，腦中電力會試圖跨越神經元，而不是在觸碰神經毒素時產生反彈或短路。這種電力傳遞失靈，導致溫和的大腦發炎發作。電脈衝難以穿越發炎的腦部組織，常被迫繞道並尋找非平常路線跨越其他神經元，產生肢體的抽痛、痙攣，甚至在沒有受傷的部位引起無法解釋的痛覺與疼痛。

刺痛與發麻也可能由充滿神經毒素的腦部組織所引起，主要發生於當四肢、頸部或身體其他部位的神經，受到神經毒素附著而些微發炎時。

手抖通常是由於高濃度的汞存在肝臟與大腦之中，而ＥＢ病毒攝取汞並且產生更強的神經毒素，最後使大腦附近的神經發炎所導致。病毒增殖或找到新的汞沉積物得以大快朵頤時，便容易引起這種發炎。

萊姆病患者常產生神經症狀，這同樣是由病毒所引起，而非細菌。（假如這點與你以往認知的萊姆病不同，因而使你感到沮喪、憤怒或驚慌，請參閱我第一本著作《醫療靈媒》中的「萊姆病」章節，便能使你找到眞相。）

針對我們以上所探討的一切，西芹汁都能助你一臂之力。首先，西芹汁透過鈉簇鹽滋養體內每個細胞，幫助其恢復活力，使之得以發揮最佳機能。當全身神經因爲神經病毒而發炎、受到干擾、阻礙、損傷或破壞時，就需要西芹汁中的大量電解質，使神經元、腦部組織與神經傳導化學物質自我修復，並幫助降低來自ＥＢ病毒的神經毒素所引起的大腦與細胞發炎。同時，西芹汁的鈉簇鹽也讓你的神經得以防衛神經毒素與其所導致的發炎反應。西芹汁也能清出大腦與其餘神經系統的神經毒素並加以中和，使其失去引起這些症狀的殺傷力與毒性。在消除神經毒素的毒性後，簇集鹽便附著於其上，並將毒素攜出體外，更不用提簇集鹽有助於殺死病毒本身了。

強迫症（OCD）

強迫症的原因之一是情緒傷害。例如慢性病可能引起意識混亂症狀以及長期盼望他人傾聽，因而可能導致情緒傷害。人生中許多困境遭遇，也可能影響我們大腦的情緒中樞。

強迫症也可能由汞與鋁這類有毒重金屬所引起。沉積在腦中的重金屬，阻礙了應該跨越神經元進入組織的電脈衝。當脈衝擊中重金屬沉積物或重金屬氧化物徑流，電力便會出軌或朝反方向反彈跨越神經元，導致強迫反應。由於金屬可能以不同的含量位於大腦不同部位，因此可能引起數百種不同的強迫症。這是眞實的生理學疾病，而且有諸多相關的錯誤資訊，讓強迫症患者覺得受到他人誤解。

西芹汁藉由強化大腦情緒中樞的神經元，協助療癒強迫症的情緒層面。西芹汁具有的特殊抗氧化物效果，也勝過其他食物來源的抗氧化物，有助於阻止人體細胞的氧化與死亡。西芹汁當中的抗氧化物，能消除我們從高脂飲食發展出的脂肪沉積，從源頭預防有毒重金屬氧化、生鏽與腐蝕，因爲消除沉積脂肪就等於防止金屬進一步氧化。重金屬的氧化作用越低，代表強迫症的症狀也越少。爲了持續療癒，請參照「重金屬解毒蔬果昔」，你可以在第八章找到相關食譜。

膀胱過動症（OAB）

膀胱過動症的原因來自膀胱內壁或膀胱相關神經慢性發炎。一般而言，是由於膀胱中的鏈球菌叢等細菌所造成，最終導致膀胱內壁上的疤痕組織與小坑洞，因此引起膀胱過動症的持續、慢性刺激。像EB病毒這類病毒，也會使膀胱與周遭的神經發炎。甚至陰部與坐骨神經問題，都可能影響膀胱的敏感程度。帶狀疱疹病毒同樣會引起膀胱與周遭神經發炎。西芹汁能分解並摧毀引發膀胱過動症的病原體，無論細菌或病毒都逃不掉。鈉簇鹽進入膀胱並瓦解菌叢、使細菌與病毒殘骸鬆動，以及保護膀胱內壁，使其得以療癒與修補，並有效清除膀胱內壁的任何病原性副產物。西芹汁同時也能幫助療癒膀胱與周圍神經。

帕金森氏症

帕金森氏症有時據傳是由於腦中缺乏神經傳導化學物質多巴胺所導致，這並不正確。缺乏多巴胺並不足以引起疾病。其實，缺乏可能包含多巴胺在內的多種神經傳導化學物，往往只是原因之一。帕金森氏症患者體內缺少許多種神經傳導化學物質，原因在於神經元受損，以及受到有毒重金屬侵襲。引起帕金森氏症的主要重金屬是汞。沉積汞的氧化速度極快，而且會釋放毒性極高的殘骸，包覆鄰近腦部組織，抑制神經元。當神經元受此壓抑時，神經傳導物也會充滿氧化物質，因而迅速減少。因此，重金屬徑流以及由此引起各種神經傳導化學物質的缺乏，才是導致帕金森氏症的主因。

西芹汁當中的抗氧化物，能幫助阻止氧化物徑流過程。對帕金森氏症患者而言，神經元的修復也相當關鍵，而西芹汁為神經元灌注各種微量礦物質，能藉此修復神經元。西芹汁有助於肝臟調配出維生素 B_{12} 並使其甲基化，而由於鈉簇鹽具有快速將氧分輸送至大腦的獨特能力，簇集鹽便會將這些微量 B_{12}，從肝臟一路帶進大腦，提供神經元成長的關鍵要素。長期飲用大量西芹汁，能幫助恢復先前減少的神經傳導化學物質，並修復神經元，使其再次成長。

假如患者正受帕金森氏症的嚴重症狀所折磨，必須花更長時間才能逆轉病症。當鄰近有毒重金屬沉積物的腦部組織受氧化廢物滲透的時間越長，修復神經元與腦部組織所需要的時間就越久。較溫和型帕金森氏症的患者，比較有機會在短時間內修復神經傳導化學物質並且康復。

對於所有帕金森氏症患者，除了規律飲用西芹汁以外，也可以考慮透過每日重金屬解毒蔬果昔（參閱第八章），主動排除有毒重金屬。

創傷後壓力症候群（亦稱為創傷後壓力障礙）

腦部的情緒性傷害會導致創傷後的壓力症狀。創傷後壓力症候群其實是強迫症的一種，與強迫症的相似之處在於其難以控制，很容易隨機觸發，而且可能以輕微或是嚴重的型態發生。不同個體如何發展出創傷後壓力症候群，取決於患者的其他傷害與敏感程度。例如有些人對腦中的有毒重金屬原本就相當敏感，便很容易罹患創傷後壓力症候群。殺蟲劑、除草劑與殺真菌劑，都可能導致創傷後壓力症候群。接觸輻射也可能使個體虛弱，變得更容易受影響。因此，患者在治療過程中或者療程之後，常會產生輕微的創傷後壓力症候群。若是在現實世界中受到身心創傷，每個人至少都會有些微程度的創傷後壓力症候群，有可能輕微得無法診斷，也可能因為面臨重大危機或身心虐待而發展為嚴重症狀。

西芹汁是最強大的電解質來源，而電解質與創傷後壓力症候群的恢復有極大關連。在創傷後壓力症候群中，大腦特定部位的連接關係使其過度活躍並產生劇烈高溫。刺激性的想法與情緒，例如痛苦、恐懼與罪惡感，會使電力浪湧穿越大腦的情感部位，產生惡性循環。要找到突破這種循環的方法相當困難。西芹汁的養分能滋養神經元、腦部組織與神經膠細胞，並修復神經傳導物，使神經元不會因爲持續的恐懼、擔心、憂慮與心理印象而過熱，藉此帶來喘息空間。西芹汁有助於阻止神經元的熔毀過程，使患者有機會不藉由藥物便從創傷後壓力症候群中復原。持續大量飲用西芹汁，是各種創傷後壓力症候群患者的最佳助力。

生殖系統障礙

假如你想知道西芹汁是否對於生殖系統有幫助，答案無庸置疑。生殖系統極度需要西芹汁的養分。西芹汁能阻止引發多數生殖系統症狀、不適與疾病的病原體，並排除相關毒素，也透過其療癒能力結合、中和及排出累積在生殖系統並阻礙身體的有毒激素（例如來自食物、塑膠、其他石化物質與藥物的外來雌激素），以及從各層面滋養與哺育生殖系統，包括修復細胞以平衡健康激素，並提供生殖器官與腺體微量礦物質。更重要的，西芹汁也能爲生殖系統補充水分，這是生殖系統問題背後的主要因素。生殖系統的老化速度高過人體許多其他部位，原因之一在於細胞的慢性脫水，而西芹汁能幫助預防與逆轉脫水現象。

如果你在下列清單中沒看到自己的症狀、問題或疾病也別緊張，西芹汁對任何生殖系統問題都有幫助。

乳房密度過高

乳房密度過高是由肝臟數十年來的毒性累積所導致。當負荷過重、遲緩、機能低落的肝臟充滿《肝臟救星》一書所探討的大量有害物質，便會使乳房無法發揮原有的過濾效果。淋巴系統成爲第二道濾網，基本上也代表乳房成爲第二道濾網，累積著淋巴管帶來的大量毒素。多年來欠佳的飲食成分以及每日接觸的有毒物質，都會流入乳房組織中，造成鈣化與疤痕組織。我們說的並非隆乳手術留下的疤痕，而是由於細胞未能獲得充分氧氣與養分所形成的疤痕組織。

來自乳製品的鈣質是乳房密度過高的主因，因爲鈣質會沉澱在乳房組織中。這種鈣質並不健康，是會影響女性健康並成爲病原體糧食的有害鈣質。像是汞與鋁等有毒重金屬也會沉澱在乳房組織中。假如飲食中的水分不足，乳房組織也會逐漸脫水，使細胞無法受到重要的活水所活化。ＥＢ病毒則會引起更嚴重的乳房症狀與問題。

西芹汁不僅能淨化並解放肝臟，也能幫助清潔淋巴系統，並利用含有鈉簇鹽、微量礦物質與植物性化合物的新鮮活水來清除有害物質。活化淋巴系統與淨化乳房組織密切相關。西芹汁特有的輸送速度與滲透率，意味著能夠在緻密、硬化的纖維狀乳房組織中找到通往皮膚的路。西芹汁提供了抗腫瘤、抗沾黏的特性。

囊腫

囊腫可能由各種毒素（例如有毒重金屬、殺蟲劑、除草劑與殺真菌劑）以及像ＥＢ病毒這類病毒所引起。囊腫可能是良性或惡性。許多囊腫圍繞著生殖系統、因爲病毒感染而發炎，與硬化的淋巴管疤痕組織，有時候甚至會鈣化。西芹汁能幫助分解鈣化組織與硬化的慢性囊腫，也有助於鬆動、分解與消除可能成爲蟹足腫或沾黏的囊腫。西芹汁也能滋養並強化囊腫周圍的健康組織，使其幫助阻止附近的囊腫繼續成長。囊腫容易在毒素與不健康的細胞周圍成長。當健康細胞包圍囊腫，便能阻止其茁壯與擴散。

子宮內膜異位症

西芹汁能提供目前尚未發現的植物性化合物抑制劑，抑制過度生長的異常組織。這些抑制劑能阻擋試圖跨越子宮、結腸與膀胱發展的子宮內膜組織。正常的組織成長會因爲毒素而發生異常。毒素、來自體外的不健康激素再加上有害物質，例如殺蟲劑、除草劑、殺眞菌劑、有毒重金屬（例如汞跟鋁），以及病毒與細菌的副產物及殘骸等，便會使不健康的細胞發展並擴張至預期外的部位。西芹汁可以分解並驅散這些毒素，使其無法餵養異常組織發展。結合具有抑制效果的植物性化合物，西芹汁便成爲子宮內膜異位症患者的強力滋補液。

類纖維瘤

子宮中的類纖維瘤有各種型態，醫學研究與科學界尚不知其成因所在。其實類纖維瘤的成因可能是病毒或細菌，例如ＥＢ病毒與鏈球菌等。由病毒引起時，比較類似囊腫型的類纖維瘤，形狀偏圓形。由細菌引起時，比較類似生殖系統內的疤痕組織或沾黏。西芹汁當中的鈉簇鹽能鎖定並摧毀細菌與病毒，將引起類纖維瘤的病原體含量降至最低，同時幫助縮小已存在的類纖維瘤。

人類乳突病毒（ＨＰＶ）

ＨＰＶ對於西芹汁沒有免疫力。這種病毒與ＥＢ病毒等疱疹家族的病毒有許多相似之處，像是敏感區域位於病毒外膜，所以鈉簇鹽能附著其上，並逐漸瓦解病毒的防禦機制。正常攝取量的西芹汁將ＨＰＶ的成長壓抑至最低，並保護子宮頸，避免形成疤痕組織，以及醫生認為接觸HPV後形成可能致癌的不良細胞。只要你擁有西芹汁這項對抗HPV的武器，並且避開可能滋養病毒的食物（請參閱第八章），等於已經架起保護自己的防護罩，甚至能隨著時間消滅HPV。

不孕症

對於大多數不孕女性而言，不孕症簡直是醫學之謎。在診所內的檢查一切正常，但卻沒人可以解釋她們為什麼無法懷上健康的寶寶。我稱之為「電力不足」。以往的許多因素都有可能造成生殖系統的電力不足。使用避孕藥便是其中之一，會使生殖系統呈現關機模式。西芹汁能活化細胞與器官，並排除避孕藥殘留的毒素，使生殖系統重新開機，藉此喚醒多年來習慣停止生育的生殖系統。西芹汁也提供人體能夠使用的植物激素，為製造健康激素的腺體及器官充電，包括腎上腺與其他內分泌腺，以及同樣能製造激素的肝臟。這種作用使生殖系統恢復正常與平衡，也透過良好的運作次序喚醒生殖系統的生育能力。

對男性不孕症而言，西芹汁提供高度可吸收型態的微量礦物鋅與其他重要微量礦物質，用來持續減輕攝護腺的發炎現象。無論是否來自性行為的鏈球菌、其他細菌與EB病毒，都可能使攝護腺產生輕度慢性感染。西芹汁強大的鋅可以避免病毒與細菌侵襲攝護腺而導致攝護腺炎。

許多男性受腎臟虛弱所苦，而醫生通常檢驗不出來。我們說的不是腎臟病，只是腎臟虛弱。男性腎臟虛弱會導致生殖系統虛弱。根據腎臟的虛弱程度，可能會引起像肌肉痠痛般的背痛、睡眠問題、易怒及偏執或是體臭。當腎臟出問題，生殖系統也會崩潰並迅速失去活力，有時甚至因此罹病。西芹汁提供了疲勞腎臟所需要的溫柔、愛心與關懷，而且當西芹汁強化腎臟時，男性生殖系統能受到更多保護，也能更快恢復。（更多關於不孕症的資訊，請參閱《醫療靈媒・改變生命的食物》一書中關於生育力的內容。）

更年期症狀

停經前、更年期與停經後的症狀並非由老化的生殖系統所引起，而是來自老化的肝臟。當肝臟變得遲緩、機能低落又充滿毒性——恰巧發生在接近四十歲至接近五十歲的多數女性身上——像熱潮紅、夜間盜汗、易怒、疲勞、憂鬱、焦慮與喪失性欲等症狀便開始出現。當肝臟滿是病毒副產物、病毒神經毒素，以及像ＥＢ病毒這類病毒時，也可能因為釋放到血液中的病毒廢棄物而開始產生心悸。對許多個體而言，可以單純藉由西芹汁來抑制更年期相關症狀。西芹汁能恢復肝臟活力、降低病毒含量與病毒毒素，並排除多年來使肝臟遲緩與機能低落的其他毒物。乾淨、健康的肝臟能夠緩解更年期症狀。

關於更年期的更多資訊，請參閱《醫療靈媒》與《醫療靈媒・甲狀腺揭密》。

骨盆腔發炎性疾病（ＰＩＤ）

骨盆腔發炎性疾病是由生殖系統中的鏈球菌所導致。西芹汁能利用透過血液進入生殖系統的鈉簇鹽，持續幫助消滅生殖系統中的鏈球菌。簇集鹽也能輸送西芹汁特殊的維生素Ｃ，進而強化生殖免疫系統。

多囊性卵巢症候群（ＰＣＯＳ）

多囊性卵巢症候群是由ＥＢ病毒形成充滿體液的囊腫以及其他卵巢傷害所導致。西芹汁能幫助解決此問題。西芹汁的鈉簇鹽可以分解與消滅ＥＢ病毒，並幫助消除卵巢中的病毒毒素與殘骸。

鏈球菌相關症狀

說到鏈球菌，多數人都會想到鏈球菌性喉炎，但鏈球菌引起的問題不只如此。無論是年幼或年長的患者，生命中所發生的許多症狀，都是來自體內輕度的慢性鏈球菌感染。鏈球菌是由於過度使用抗生素而在我們的環境與世界中，建立一席之地的細菌。沒錯：抗生素塑造了鏈球菌今日的帝國。鏈球菌存在著太多不同類型、菌株與突變，醫學研究與科學界都跟不上它們的腳步。

鏈球菌性喉炎只是感染鏈球菌的指標之一。假如你以前曾經因為咳嗽、流感或幼年耳朵感染而服用抗生素，便可能已經營造出未來感染鏈球菌相關疾病的條件。那假如是以往未曾服用抗生素的人呢？代表你不會感染鏈球菌嗎？很抱歉，並非如此。抗生素存在我們的用水供給中、在我們的食物裡，也會透過家族血脈世代遺傳。因此，幾乎每個人的體內都有至少一種鏈球菌，算是與我們共處的常見細菌。然而，當你將西芹汁加入日常生活習慣中，就不必再受到鏈球菌奴役。

西芹汁是終極的鏈球菌剋星。其所含的鈉簇鹽能夠摧毀在體內遭遇的鏈球菌，對於你稍後讀到的許多症狀都有絕佳效果。西芹汁的維生素C幫助強化免疫系統對抗鏈球菌相關症狀，多種微量礦物質也能強化組織與器官，不受鏈球菌叢可能導致的傷害所影響。

治癒鏈球菌感染能使諸多層面獲得改善，正是許多人得以療癒各種疾病的原因。假如你還年輕，你或許只遇過青春痘、鏈球菌性喉炎或耳朵感染，雖然說「只遇過」好像不太對，因為這些問題實在很煩人。隨著每個人步入二十歲、三十歲，可能開始發展出其他鏈球菌相關問題：鼻竇炎或更頻繁的鏈球菌性喉炎，或者屬於酵母菌感染的泌尿道感染。再隨著年紀增長，或許還會罹患小腸細菌過度增生或念珠菌感染。因為沒有人了解，所以沒有人告訴患者，這些看似毫不相關的問題，其實都能追溯到多年前的鏈球菌感染，有些問題已經存在體內相當長的時間。細菌經常長期躲藏在肝臟之中，使菌叢逐漸壯大，並在肝臟變得虛弱、遲緩、機能低落時，引起更多問題。西芹汁使你更能抑制這種細菌。

青春痘

如同我在《肝臟救星》一書中所談到，青春痘象徵著人生早期發生過但並未留下紀錄的戰爭。而這些早期戰爭通常是由於鏈球菌引起的某種問題，接著抗生素便進入體內，用來治療像耳朵感染等問題，結果卻出乎任何人的意料，抗生素反而強化了鏈球菌的力量。在某些案例中，抗生素甚至不是透過藥物進入體內，有些人是透過食物或飲水服下抗生素，有些則是透過血脈遺傳而來。無論抗生素以何種管道進入體內，都會讓鏈球菌有機會成長茁壯。

醫學研究與科學界認爲，青春痘是激素（荷爾蒙）引起的症狀，但他們錯了。青春痘經常伴隨著青春期或更年期的激素改變，是因爲免疫系統機能在這些時期會急遽下降，讓鏈球菌有機可乘，並引發青春痘等症狀。同時，青春痘並非由毛孔阻塞所引起。雖然阻塞的毛孔確實會導致不同部位的粉刺，但後續更嚴重的囊腫，代表肝臟當中的鏈球菌感染透過淋巴系統，來到眞皮尋找食糧。我們都聽過油性皮膚容易長青春痘，但皮脂的分泌其實是用來阻止鏈球菌造成傷害。

西芹汁當中的鈉簇鹽能幫助消除皮脂，暴露出鏈球菌，並加以消滅，同時也讓免疫系統摧毀鏈球菌。淋巴細胞（一種白血球細胞）會攝取西芹汁的微量礦物質，並透過西芹汁的維生素C獲得強化，從而得以進入真皮，防止當中的鏈球菌引起囊腫型青春痘。去除飲食中的乳製品、麩質與蛋類等食物，也能夠減少青春痘，因爲這些是鏈球菌最愛的食物，戒除這些食物有助於餓死鏈球菌。在西芹汁消滅肝臟與淋巴系統中的鏈球菌，並幫助強化淋巴細胞的同時，也能清除你所吃下肚、可能成爲鏈球菌糧食的各種有毒食物殘餘，同樣能使皮膚更加潔淨。

闌尾炎

闌尾炎通常來自食物中毒，但前提是闌尾必須先變得虛弱。患者也可能在未曾食物中毒的情況下罹患闌尾炎。無論哪種情況，闌尾部位都藏著鏈球菌叢。爲什麼會在這裡？免疫系統在闌尾部位相當活躍；闌尾的作用在於引誘像鏈球菌等細菌，使免疫系統能夠加以消滅。假如體內的鏈球菌長年含量過高，便會使闌尾筋疲力盡，最後引起疝氣或發炎症狀。

西芹汁對闌尾有絕佳效果。當西芹汁接近時，鏈球菌會傾向逃離闌尾。西芹汁能透過結腸進入闌尾，也會透過淋巴管從結腸外進入，幫助紓緩並療癒發炎的闌尾。西芹汁也能幫助消滅並清除鏈球菌，甚至將其驅離此部位。

憩室炎

憩室炎可能由兩種細菌引起：大腸桿菌或鏈球菌。多數時候，鏈球菌是較常見的因素，會引起長期發炎進而導致憩室炎。鏈球菌性憩室炎通常發生在年長時期，因爲鏈球菌要經過多年的增殖，才會通過小腸道，開始在結腸形成囊袋。通常來說，體內的鏈球菌也可能造成至少一種在此羅列的相關疾病清單中的其他問題，使患者在幼年便服用抗生素，鏈球菌也得以隨著時間成長茁壯。

一般而言，憩室炎的主因並不是侵略性高的鏈球菌種，通常是其中較溫和的菌種在此壯大而導致。鏈球菌與大腸桿菌有時會相互合作，有點像樹洞內的不同昆蟲各自尋找自己喜歡的食物，並且合力形成這些小囊袋，也就是所謂的憩室。

西芹汁對憩室炎的效果極佳，因爲其中的鈉簇鹽能夠進入憩室——結腸內所形成的小坑洞。西芹汁會淨化及清除囊袋中的鏈球菌與大腸桿菌，並且消除這些潰瘍性疼痛，使結腸內壁得以修復療癒。

耳朵感染

幾乎所有耳朵感染都是由鏈球菌導致。這也是利用抗生素治療耳朵感染時不一定有效的原因，尤其是以前曾利用抗生素治療耳朵感染的患者，因為鏈球菌已經對抗生素（特別在長期使用下）產生免疫力。耳朵感染大多出現在幼年時期，而服用抗生素治療耳朵感染，可能使鏈球菌在患者年幼時便產生抵抗力，進而在患者年長時引起其他鏈球菌相關症狀。

只要耳朵中有鏈球菌，代表鏈球菌已經進入淋巴系統。西芹汁的鈉簇鹽在數小時內，便能迅速、輕易並有效進入淋巴系統。簇集鹽能搜索並消滅鏈球菌，藉此降低未來發生耳朵感染的風險。

膽囊問題

膽囊感染若非由膽結石引起，便是由鏈球菌所引起。鏈球菌傾向躲藏並定居在肝臟中，也喜歡停留在十二指腸與小腸道中。這代表鏈球菌可能透過膽管系統一路直達膽囊，並且以堆積在膽囊內的髒汙及淤泥——有毒化學物質，甚至有毒食物經過粉碎的殘渣——為食。西芹汁能幫助分解並排除這些淤泥。當西芹汁進入肝臟，便會透過肝門靜脈將鈉簇鹽送入膽囊，並於此溶解髒汙物質，同時消滅膽管與膽囊內的鏈球菌。

已經摘除膽囊的人，聽見西芹汁能提升膽汁製造量與濃度，有時會擔心自己是否應該避開西芹汁。正好相反，當你不具有膽囊時，仍會希望肝臟能維持健康並繼續製造膽汁。假如你的肝臟虛弱，將會影響體內所有其他機能；阻塞肝臟的毒素會使肝臟生病，你也會因此生病。

肝臟開始增加膽汁製造量的唯一原因，在於肝臟正在驅逐這些毒素，並且在過程中變得更健康、更強壯。健康、強壯的肝臟代表你不會缺乏養分，代表肝臟能夠提供讓你更長壽的養分到身體其他部位，代表你不會迅速老化，也代表你能避免膽固醇問題、高血壓與心臟病。西芹汁能增加膽汁濃度的唯一原因，在於這是肝臟修復過程的一環，並不是令人擔心的副作用。因此若爲了避免膽汁變濃、變多，就拒絕飲用西芹汁，等於希望維持肝臟的虛弱與病態。我相信誰都不想如此。

事實就是西芹汁對於曾接受膽囊摘除手術的人相當重要。失去膽囊的人同樣也需要乾淨、強壯的肝臟。他們通常不容易分解與消化脂肪，而西芹汁不只能透過幫助肝臟提供間接助益，也有助於直接分解與消除脂肪，替失去膽囊的人減輕負擔。

鼻竇炎

許多鼻竇炎案例都是急性症狀，伴隨著像流感之類的病症。在流感的復原過程中，你會製造相當大量的黏液，而黏液可能難以排除，因爲身體不斷產生黏液，保護你不受到傷害鼻竇管的流感病毒影響。

慢性鼻竇炎有些不同。鏈球菌可能停留在鼻竇腔中，有時會伴隨你一生。耳鼻喉科醫師常提供鼻竇手術，將疤痕組織從鼻竇中刮除作爲紓緩的方法。這種手術幾乎無法長期維持效果，患者通常仍會在術後受到慢性鼻竇炎所苦。這是因爲目前尙未了解竇性頭痛、鼻竇黏液、鼻竇排液與鼻竇疼痛其實是由大量的鏈球菌所導致，而這些問題並不會因爲手術而消失。鼻竇炎患者通常會服用抗生素，但這卻使體內的鏈球菌更加強壯。

長期飲用西芹汁對鼻竇炎相當有益。因爲鼻竇與淋巴管緊密相連，而淋巴系統是西芹汁化學化合物最大的運輸系統，所以西芹汁的療癒效果能夠輕易抵達鼻竇。西芹汁的化學化合物也會透過血液輸送至鼻腔，從另一個角度提供支援。如前所述，西芹汁的鈉簇鹽與維生素C能提供免疫系統擊退鏈球菌所需要的武器。

小腸細菌過度增生、念珠菌與腸痙攣

念珠菌自許多年前成爲熱門的診斷結果。事實上這種型態的眞菌，並非大家所以爲的問題所在。念珠菌並不是有害眞菌，其實對人體還十分有益。念珠菌會在細菌存在的地方累積、繁殖與成長，而眞正造成問題的，其實是其他細菌。念珠菌數量上升，是代表入侵者出現的警訊：鏈球菌數量正在上升，問題可能出在腸道或身體其他部位。

小腸細菌過度增生的角色有點像新的念珠菌，常藉此來解釋各種其他症狀，但我們卻並未眞正理解。雖然醫學研究與科學界尙不知情，但在小腸細菌過度增生當中，過度增生的永遠都是鏈球菌。可惜，醫生時常使用抗生素來治療小腸細菌過度增生。雖然在許多案例中能夠減輕一時的症狀，後來卻發作得更加嚴重，因爲鏈球菌對抗生素產生免疫力，並且成長得更爲強壯。

無論醫生說你罹患的是念珠菌感染或是小腸細菌過度增生，西芹汁都是絕佳良方。當你喝下肚後，西芹汁會直接進入消化道，緩緩地通過小腸並消滅其中的鏈球菌細胞。這裡還有個意外好處：西芹汁不會傷害或阻礙所經之處的念珠菌。念珠菌其實是有益眞菌，這正是你所想要的效果。在某種意義上，西芹汁甚至比傳統智慧更加聰明，因爲它知道不應該像抗生素一樣，將路上的有益微生物一同消滅；西芹汁知道要鎖定鏈球菌，並留下念珠菌，因爲念珠菌的工作是吃掉腸道內的有害物質，讓鏈球菌無法取得糧食。一旦你藉由飲用西芹汁，消滅造成小腸細菌過度增生的鏈球菌，並且清除餵養鏈球菌的有害物質，念珠菌自然會下降至健康數量。換言之，當西芹汁進入體內，便不再需要讓念珠菌過度增生。

當小腸細菌過度增生時，無論是否經過診斷，通常都會發生痙攣與脹氣。這是因爲鏈球菌在腸道中不斷轉移，形成含有氣體並使患者不適的小囊袋。西芹汁能掃除腸道內的鏈球菌，並利用消化酵素來幫助消化。（請參考本章關於脹氣的資訊。）

喉炎（喉嚨痛）與鏈球菌性喉炎

鏈球菌性喉炎患者的淋巴系統與喉嚨表面，可能都存在鏈球菌。西芹汁如此重要，是由於其對於鏈球菌性喉炎能同時發揮攻擊與防衛機制，因為正如我們談過，人體通常會有多種鏈球菌，而其中有許多對於抗生素具有免疫力。然而，鏈球菌無法對西芹汁免疫。

你是否曾聽過用鹽水漱口來治療喉嚨痛？這種做法的效果，遠不及將一口西芹汁喝下喉嚨時所送達的鈉簇鹽。當我們飲用時，西芹汁有助於將發炎喉嚨黏膜表面的鏈球菌迅速摧毀。簇集鹽隨後與鏈球菌結合，並將細菌細胞透過排泄作用排出體外。幾個小時後，西芹汁的維生素C與部分殘留的鈉簇鹽，便會進入淋巴系統，從後方襲擊鏈球菌。白血球細胞（淋巴細胞）能利用簇集鹽鎖定並消滅鏈球菌。

由於某些喉炎是由病毒引起，例如羅患單核白血球增多症的案例。然而，喉炎大多數還是由鏈球菌所引起。即便某人帶有病毒，喉炎的原因仍可能是鏈球菌，因為鏈球菌是病毒常見的輔因子。醫生常會用拭子（一種無菌容器）培養咽喉細菌，如果未出現鏈球菌，便判定不是由鏈球菌引起的喉炎。但他們並不了解，喉嚨表面不存在鏈球菌，不代表鏈球菌沒有躲在淋巴系統深處，從另一邊引發症狀。無論喉炎是由喉嚨表面或是深處無法偵測的鏈球菌所導致，抑或是由病毒所引起，西芹汁都是強大的盟友。在下一章中，你將讀到對此症狀特別有幫助的口腔療法。

尿道感染、膀胱感染、細菌性陰道炎（BV）與酵母菌感染

這些症狀都是由同樣的問題所導致：鏈球菌。在廣泛的尿道感染範疇之下，鏈球菌可能藏在膀胱裡頭，導致膀胱感染，或是躲在輸尿管或尿道中（或如你稍早所讀的，躲在腎臟裡）。

以細菌性陰道炎而言，會因爲慢性鏈球菌感染而出現透明或有色的分泌物。而就酵母菌感染來說，當酵母菌出現時，並非是引起感染的元兇；酵母菌過度增生的背後，必然存在其他細菌。雖然酵母菌數量提升相當棘手，卻不是導致疼痛或不適的原因。泌尿科醫師（以及婦科醫師）常對此感到困惑；普遍的做法是將問題歸咎於酵母菌——這並不正確。

西芹汁進入腎臟並向下通過尿道其餘部分，其中的鈉簇鹽就好比一路上的清道夫，可以將自己與鏈球菌結合，並透過尿液協助排出體外。要抵達生殖系統並解決細菌性陰道炎與酵母菌感染，這趟旅程會稍微困難一些，並不像透過血液到達生殖系統那般容易，所以雖然有一部分確實能藉此到達目的地，但西芹汁也能經過鼠蹊部的淋巴系統進入生殖系統。一旦到達此處，西芹汁便能擊退鏈球菌，緩解你的症狀。

耳鳴

耳鳴聲、振動感或嗡嗡作響、無原因的聽力喪失

長期飲用西芹汁對於耳鳴的改善效果極佳，適用症狀包括耳中響聲、振動感或嗡嗡作響，以及無原因的聽力喪失等。當這些問題發生，卻沒有明確原因——某些人並未由於工作環境鄰近機械、聆聽大音量音樂或對鼓膜造成其他壓力而損害聽力——連醫生也摸不著頭緒時，幕後黑手便是病毒感染，也是我曾在《醫療靈媒》及《醫療靈媒．甲狀腺揭密》等書中廣泛探討的：ＥＢ病毒。當ＥＢ病毒將神經毒素釋放到血液中，毒素就會輾轉進入宛如迷宮的內耳，在此對神經大肆作亂，導致難解的發炎現象。就連病毒本身也可能進入內耳，直接引起發炎。

同樣的，西芹汁當中的鈉簇鹽具有神奇的抗病毒能力，能夠在此為我們所用。西芹汁能夠結合病毒神經毒素並加以中和，藉此將其清出體外，同時透過鈉簇鹽破壞ＥＢ病毒及減緩其增殖速度。鈉簇鹽也會進入內耳迷宮中，幫助恢復神經細胞；神經組織能利用微量礦物質作爲保護性燃料並自我修復。西芹汁確實能在短時間內消除許多人的耳鳴與相似症狀，但你更應該長期飲用西芹汁，因爲消滅ＥＢ病毒是場長期抗戰。爲了進一步獲得深刻的療癒效果，你可以採取本書第八章以及《醫療靈媒》系列其他書籍所提供的額外做法。

甲狀腺疾病

甲狀腺機能低落、甲狀腺機能亢進、葛瑞夫茲氏病、橋本氏甲狀腺炎、甲狀腺結節、甲狀腺囊腫與腫瘤、甲狀腺腫大

這些發炎性甲狀腺疾病是由EB病毒所導致，症狀程度由溫和到嚴重不等。病毒進入甲狀腺、損害其中的組織，並定居在身體其他部位，是甲狀腺問題所伴隨症狀的真正來源。（更多資訊請參閱《醫療靈媒．甲狀腺揭密》。）

西芹汁的鈉簇鹽被甲狀腺吸收後，可以作為剝去病毒細胞外膜的抗病毒劑，將病毒削弱到某個程度，使其失去運作的力量或因此死亡。鈉簇鹽的可吸收性極高，可以輕易進入甲狀腺組織，滲入深處，並利用這些特殊礦物鹽進行活化作用或製造激素。

你知道嚼食西洋芹所獲得的健康效果無法與飲用西芹汁相比，談到甲狀腺療癒時更是如此。我們很容易以為，西芹汁的化合物或許是在通過喉嚨時被吸收到甲狀腺中。事實上，為了使西芹汁能夠抗病毒的簇集鹽滲入甲狀腺，必須先透過腸道內壁吸收再進入血液，這才是其進入甲狀腺的過程。

甲狀腺虛弱，通常表示其中含有大量病毒殘骸，例如死亡病毒的外殼、副產物，以及病毒所釋放的神經毒素。在長期累積之下，便會阻塞甲狀腺組織。西芹汁進入甲狀腺時，可以

發揮淨化、解毒的效果。其中的鈉簇鹽會結合殘餘物質，幫助排出甲狀腺，並改善症狀。當甲狀腺結節產生時，西芹汁也能派上用場。結節是ＥＢ病毒滯留的鈣質，而西芹汁的鈉簇鹽可以隨著時間將鈣化物質分解、溶解，同時從源頭消滅造成結節的病毒。

體重增加

當某人增加多餘體重時，表示肝臟聚集並儲存大量的脂肪細胞，導致肝臟遲緩、機能低落，形成脂肪肝前期或甚至是未確診的脂肪肝。

沒錯，體重增加並不是新陳代謝緩慢的結果。身體各部位的重量問題都是由肝臟所負責。具有體重問題的人，通常也有淋巴問題：由於肝臟負擔過重，淋巴系統因此阻塞，進而儲存大量脂肪細胞。當西芹汁的化學化合物進入消化系統、吸收到腸壁中、往上輸送至肝門靜脈並進入肝臟，便開始活化肝細胞，就如同肝臟的藥用注射劑。

我們的肝臟好比過濾網，假如不讓肝臟喘口氣，就會隨著時間逐漸堵塞。除了受到脂肪堵塞以外，遲緩、機能低落的肝臟或者脂肪肝，也代表著裡頭充滿了我稱爲麻煩分子的毒素。這些毒素從傳統清潔劑、古龍水、香水、你在加油站加的汽油、插電式空氣芳香劑、殺蟲劑、除草劑，一直到汞、鋁、銅等有毒重金屬，以及老舊藥物等，都會殘留在你的肝臟裡。當肝臟逐漸堵塞，便會失去發揮最佳機能的能力。西芹汁則能活化肝臟，幫助刺激肝臟並同時排除毒素與毒物。

西芹汁的鈉簇鹽也能結合肝臟中的病毒殘骸，這點相當重要，因爲地球上每個人的肝臟裡頭都存在病原體。病原體的範圍從HHV-6、HHV-7、巨細胞病毒，一直到鏈球菌與大腸桿菌這類細菌。當肝臟充滿麻煩分子，就會成爲上述病原體的巢穴，因爲毒素與毒物會餵養病原體。西芹汁的化學化合物可以結合病毒殘骸——病毒副產物與毒素——再將其排出肝臟，藉此強化與喚醒肝臟的能力，使肝臟發揮最佳效能並執行超過兩千種化學機能，其中有許多機能尚未爲人所知。西芹汁也能脫去肝臟內病原體的外膜，使其變得虛弱並加以消滅。這便是西芹汁能活化肝細胞生長的部分原因。

最後，西芹汁能分解並幫助溶解儲存在肝臟中的脂肪細胞。西芹汁可以挖起肝臟中沉積的脂肪，同時瓦解並清除這些細胞，進而排除肝臟中的脂肪存量。再者，西芹汁除了鈉簇鹽之外，所含有的維生素與礦物質，也會滋養並強化肝臟，改善機能低落。西芹汁是強大的減重工具。

體重減輕

由於西芹汁是能幫助消除多餘體重的天賜恩典，有些人擔心假如自己正好相反，已經體重過輕、不想繼續減重時，是否不該飲用西芹汁。其實你還是能飲用西芹汁，它還是能幫助你，因爲無論你想要增重或減重（或維持穩定），西芹汁在兩種情況下都能帶來助益，扮演著平衡者的角色。

以下是幾項重點：西芹汁不是代餐，而是良藥。尤其當你體重過輕時，並不能將西芹汁當作熱量來源。別光用一杯西芹汁，省略像蔬果昔這類能提供健康熱量的早餐。兩者都不能少：先飲用西芹汁，至少等十五至二十分鐘（三十分鐘更爲理想）過後再享用早餐。

西芹汁有助於改善體重增加與減輕的原因，在於這兩者都是源自於肝臟問題。預期之外、無來由的體重減輕，通常是肝臟中的慢性、輕度病毒感染所導致，例如ＥＢ病毒，進而引起過敏反應，使腎上腺持續釋放出高濃度的腎上腺素。基本上，腎上腺素的作用好比安非他命。無來由的體重減輕通常不會永久維持，因爲肝臟終究會過勞、遲緩，並因承受來自上述狀態的大量腎上腺素而筋疲力盡，讓人反倒開始增加體重，而這可能發生在十年以後。

西芹汁能改善造成預期外體重下降的病毒問題，因爲其化學化合物能進入肝臟的肝門靜脈，並瓦解病毒細胞膜，藉此降低病毒數量，西芹汁的化合物同時還能捕捉病毒毒素，以及像有毒重金屬、殺蟲劑、除草劑與溶劑等，可能餵養病毒的毒素，再加以排出肝臟。西芹汁的化學化合物也會流過其他部位的血液，收集並清除流竄至全身的病毒毒素，使其不再持續引起溫和又無法察覺的過敏反應，也不再刺激腎上腺。

發生無來由體重減輕的人，通常心跳速率也比較高，無論睡眠中或清醒時都一樣。這是由於對病毒數量的過敏反應，使殘留的腎上腺素在體內湧動所導致。西芹汁能隨時間經過消除此現象，使體重得以穩定。

記得：西芹汁不是熱量來源，光靠飲用西芹汁而不攝取其他食物，是無法增加體重的。在你讓早晨的西芹汁對身體發揮作用的十五至三十分鐘後，就需要確保自己在早上及接下來一整天都能攝取健康的熱量。如果達到這些條件，西芹汁便能使你長保均衡。關於健康飲食的更多訊息，請參閱第八章「更多的療癒指引」。

更多療癒瑰寶

假如你在本章中並未看見自己的症狀或疾病，請記得：別認為西芹汁對你沒有幫助。而倘若你在此找到自己的症狀或疾病，也別忘了還有更多值得探索。請參閱《醫療靈媒》系列其他書籍，以發掘關於你特定健康問題的解答。本系列書籍充滿更多關於慢性健康問題成因的資訊，並搭配包含西芹汁在內的療癒課程，使你能在療癒之路上走得更遠。隨時參考系列書籍，以尋找更多對於個人健康極爲有益的瑰寶，因爲本書礙於篇幅，並無法提供你各種疾病的所有細節。

在閱讀此處的數十種健康問題與西芹汁的益處後，你或許比以往更願意嘗試飲用西芹汁，或假如你曾經嘗試過，就再一次重回正軌吧。爲了讓西芹汁帶給你最佳效果，需要注意幾個關鍵步驟，讓我們繼續看下去。

第四章

如何發揮西芹汁功效？

當我們談到西芹汁的益處時，必須明白我們指的是純粹、單純、未經變質與加工的西芹汁。我們說的不是加了些許西洋芹的蔬果汁、不是嚼食西洋芹棒、不是加在高湯中煮沸的西洋芹，更不是將西洋芹打成泥之後，沒有過濾就直接飲用的西芹汁。

確實，無論是當成點心、用來烹調或整株打成汁，西洋芹本身就很健康，但透過這些其他方法處理後，西洋芹無法提供足以與飲用純西芹汁相提並論的健康效益，差太多了。

在你讀過本章與後續章節後，便會更清楚驚人的理由所在。自此開始，將這份關鍵的智慧銘記在心：純粹、新鮮西芹汁擁有的單純力量，無可比擬。你需要先清楚了解這點，才不會因爲聽見西洋芹有其他更好的調理方法而動搖。（假如你無法取得西洋芹，或因爲任何其他原因無法飲用西芹汁，也別因此慌張。你還是可以採取替代方案，我們將會在第九章談到。）

我不希望你迷失在各家爭鳴的健康主張之中。倘若依循試圖將簡單問題複雜化的誤導理論，你會發現自己走進健康之路的死胡同裡。本書的知識將會讓你了解眞相所在。

榨汁機版本

分量：1人份

讓我們先從如何正確準備西芹汁開始，方法再簡單不過了。如果你有榨汁機，只需要按照以下步驟。

西洋芹1株

1. 如果想要將莖部分開，可以將整棵西洋芹底部削去 9 至 10 公分。
2. 將西洋芹洗淨。
3. 將西洋芹放入榨汁機中榨成汁。
4. 如果想去除碎粒或是西洋芹渣，可以將西芹汁過濾。
5. 立即空腹飲用以獲得最佳效果。
6. 等待 15 至 30 分鐘再進食。

請參考本書彩頁照片，詳細步驟說明請見之後的「準備祕訣」。

榨汁機版本
JUICER VERSION

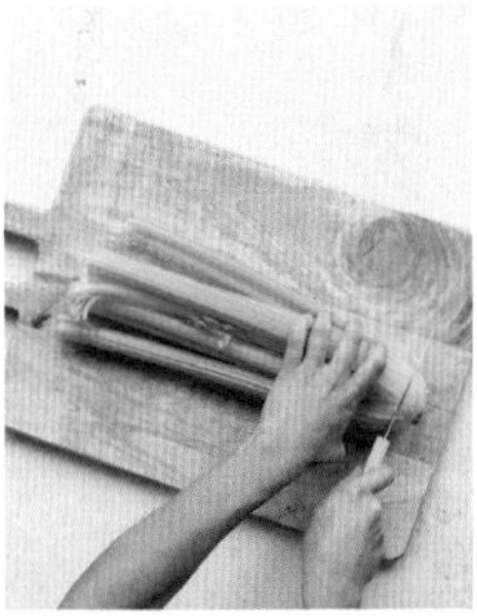

1 如果想要將莖部分開，可以將整棵西洋芹底部削去 9 至 10 公分。

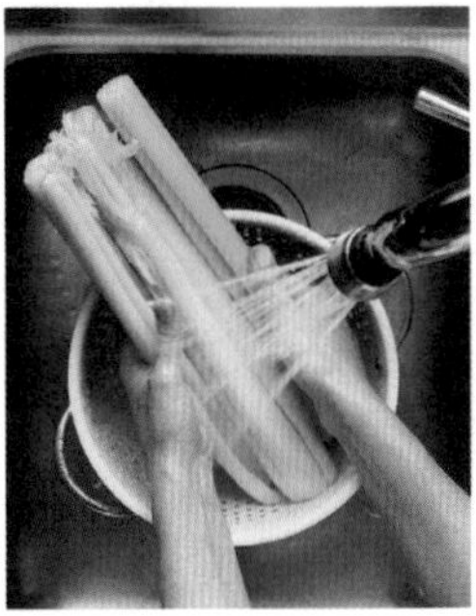

2 將西洋芹洗淨。

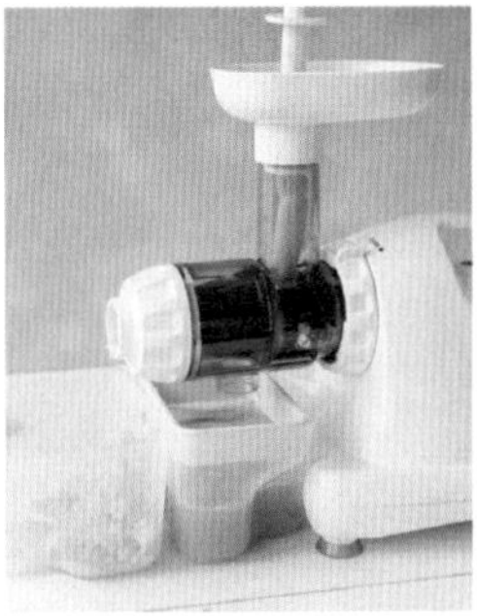

3 將西洋芹放入榨汁機中榨成汁。

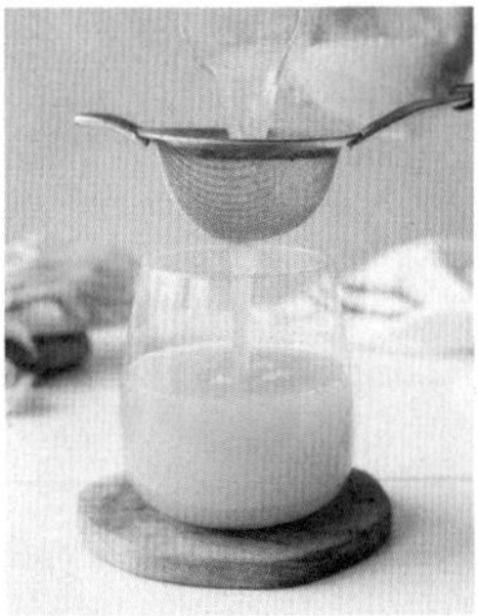

4 如果想去除碎粒或是西洋芹渣，可以將西芹汁過濾。

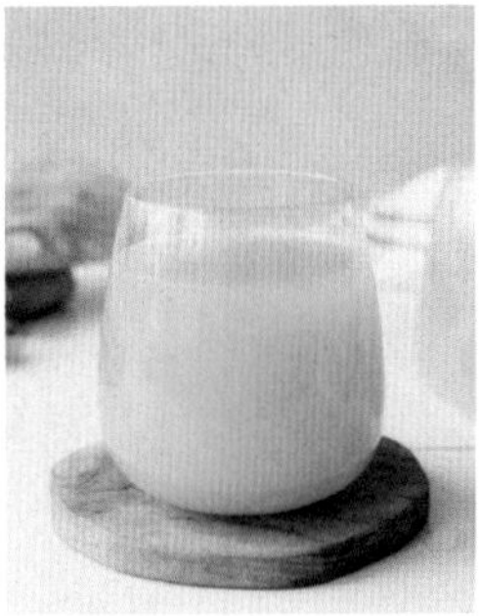

5 立即空腹飲用以獲得最佳效果。

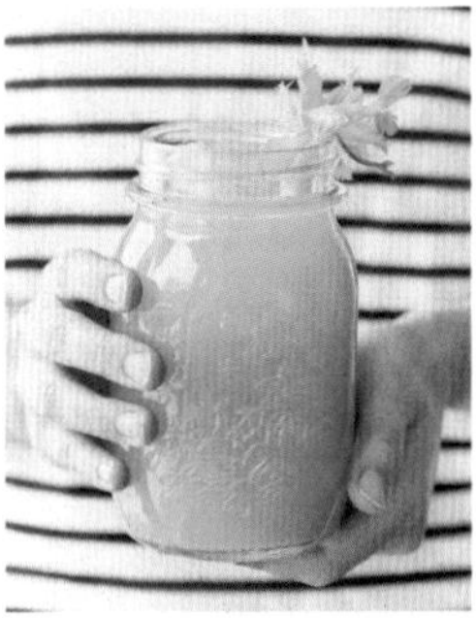

6 等待 15 至 30 分鐘再進食。

食物調理機（攪拌機）版本

BLENDER VERSION

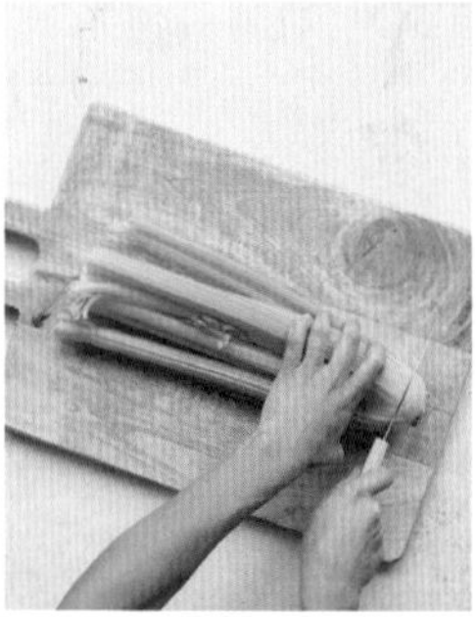

1 如果想要將莖部分開，可以將整棵西洋芹底部削去 9 至 10 公分。

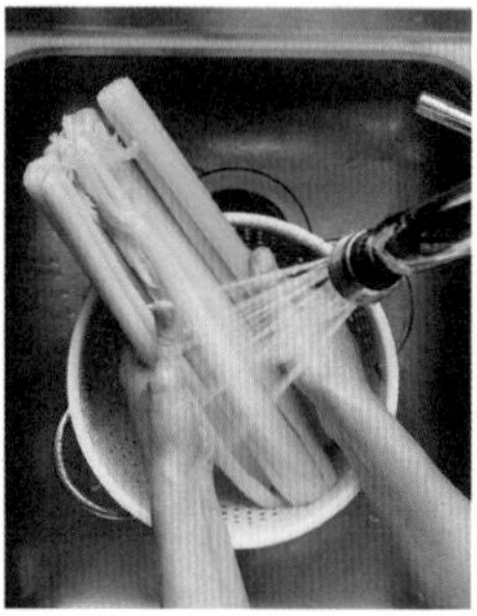

2 將西洋芹洗淨。

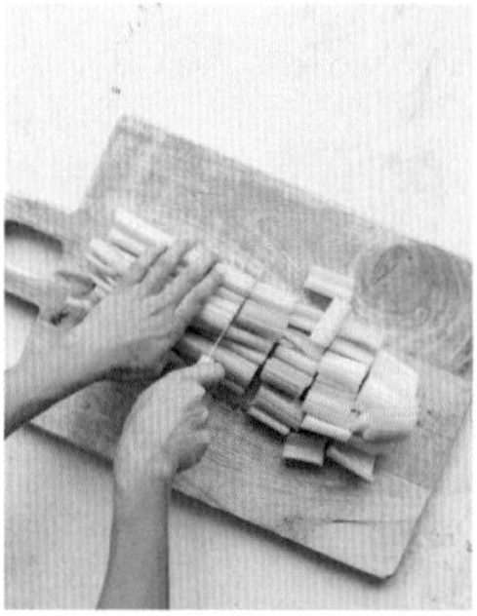

3 將西洋芹放在乾淨砧板上，並切成約 3 至 4 公分塊狀。

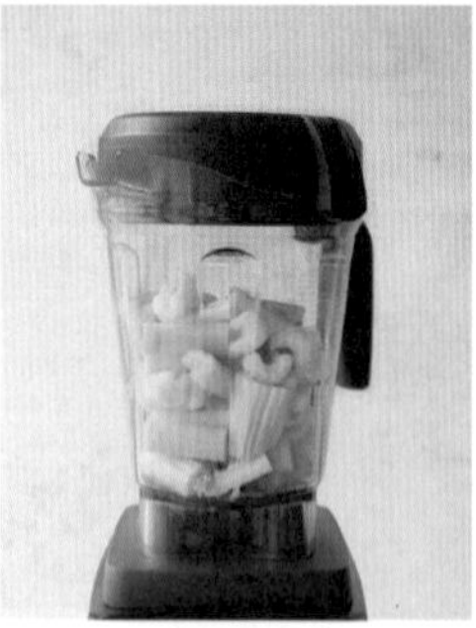

4 將切好的西洋芹放入高速食物調理機攪打至滑順（別加水），需要時以食物調理機的攪拌棒輔助。

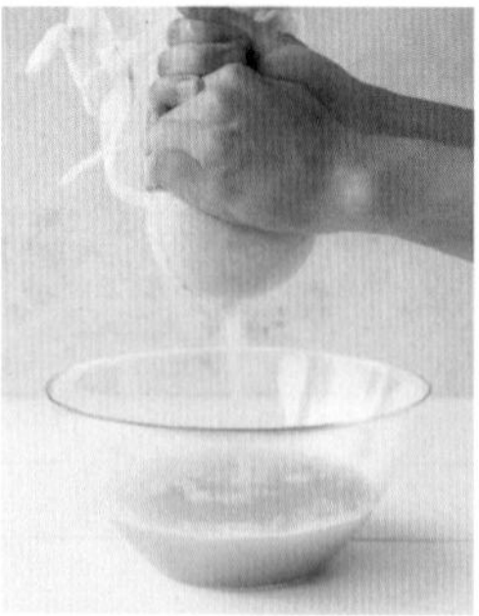

5 將西芹泥仔細過濾，豆漿過濾袋很方便。

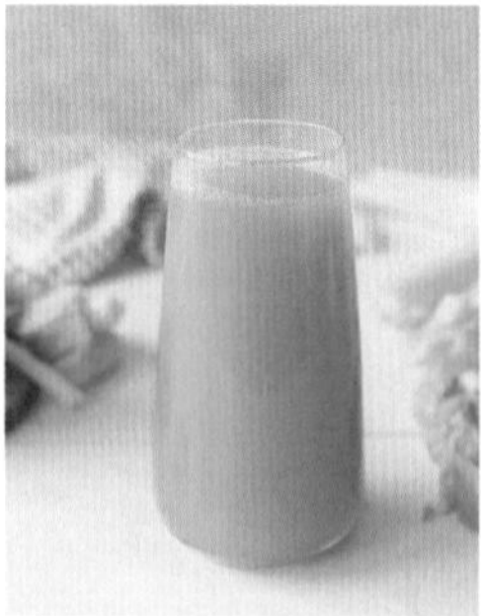

6 立即空腹飲用以獲得最佳效果，等待 15 至 30 分鐘再進食。

食物調理機（攪拌機）版本

分量：1人份

如果你無法取得榨汁機，也可以依照下列步驟以食物調理機準備。

西洋芹1株

1. 如果想要將莖部分開，可以將整棵西洋芹底部削去 9 至 10 公分。
2. 將西洋芹洗淨。
3. 將西洋芹放在乾淨砧板上，並切成約3至 4 公分塊狀。
4. 將切好的西洋芹放入高速食物調理機中攪打至滑順（別加水），需要時以食物調理機的攪拌棒輔助。
5. 將西芹泥仔細過濾，豆漿過濾袋很方便。
6. 立即空腹飲用以獲得最佳效果，等待15至 30 分鐘再進食。

請參考本書彩頁照片，詳細步驟說明請見之後的「準備祕訣」。

準備祕訣

當你讀完本書時，即將帶著最眞切的知識，成爲西芹汁專家。你已經了解許多重要資訊，而以下是更多基本原則。

沖洗

當使用商店買回來的西洋芹時，最好在榨汁前先沖洗乾淨。如果剛從冰箱拿出來，但你不想喝冰涼的西芹汁，可以用熱水沖洗一下。以熱水沖洗可以使西洋芹的核心溫度上升至少五〇％，使你榨出較溫涼的西芹汁。你很快就能掌握如何衡量水溫與沖洗時間，獲得你喜歡的西芹汁口感。

不用擔心以熱水沖洗會把西洋芹煮熟，此方法並不會破壞西洋芹的酵素成分或造成任何阻礙。需要極高溫的水以及較長的烹煮時間，才會破壞其效果。

如果你是向信任的當地農夫購買或在自家菜園種植西洋芹，上面便可能富含我所稱的崇高微生物：存在於天然種植的水果、蔬菜與藥草表面、目前尚未爲人所知的有益微生物。在此情況下，除非表面沾有塵土結塊，否則不適合使用熱水沖洗西洋芹，才不會傷害崇高微生物。（關於這些神奇微生物及其對我們的幫助，請參閱《醫療靈媒》系列書籍。）只要用溫水沖洗當地取得的西洋芹即可。

傳統農法與有機栽種的選擇

盡可能選擇有機的西洋芹。假如因為任何理由無法取得有機西洋芹也別擔心，使用傳統農法栽種的西洋芹，總好過徹底放棄西芹汁。使用傳統農法種植的西洋芹時需要特別仔細，在每根西芹莖上加一滴天然、無香精的洗潔劑，再加以洗淨並徹底沖洗。

口味

每個人初嘗西芹汁的口味都不一樣。有些人剛開始不那麼喜歡，而是隨著時間逐漸愛上它，其他人則可能從第一杯就深深著迷。這通常取決於初次飲用西芹汁時，體內的毒素有多少。假如有人的毒素含量極高，西芹汁可能會對身體造成衝擊。因為西芹汁會結合有害物質並將其清出肝臟，而我們的感官其實偵測得出來，味蕾與嗅覺都可能受到影響。毒素可能將美味轉變成酸味或其他不討喜的風味，但這段時間會過去。有些人第一天並不喜歡西芹汁，但在一週後卻已經無法自拔。有些人也許需要飲用六個月後，才開始有好感並渴望飲用。人類含有各種毒素，以及過度負擔的身體與肝臟，所以情況都不一定。有人流行在西芹汁中擠入檸檬汁來改變口味，但這麼一來，你將失去西芹汁的療癒力量。縱使只喝少量的純西芹汁，效果也遠勝過飲用加了檸檬的大量西芹汁。想改善西芹汁風味的人要知道，只喝一小杯的效果都勝過加了檸檬的一大杯。

對於西芹汁的體驗可能每天都不同，即便西洋芹來自相同商店、相同農場、同一批、同一箱，而且存放在相同架上，也是如此。一部分原因可能是你前一天的晚餐吃了有助排毒的食物，或是昨晚喝了一些咖啡，抑或是你在飲用西芹汁之前先刷了牙。

每批西芹汁的風味與顏色可能也都不同。隨著時間經過，你可能會發現，從商店購買不同種類的西洋芹，榨出來的西芹汁都不一樣。有些時候的西洋芹顏色比較綠，有些時候的比較多葉子。有些時候的西洋芹，顏色比較深也比較細長，比較纖細的西芹莖榨出來的汁會苦一些，也比較難以入口；有些時候你會買到比較大、比較脆的西芹莖，可以榨出比較多汁，也會帶點鹹味，甚至些許甜味；有些時候的西洋芹，你幾乎嘗不出其中的鈉成分，但有益的鈉簇鹽其實一點也沒少。這些都取決於種植的農場、種子的種類，以及土壤在一年中的什麼時間、什麼氣候下受到灌溉。

當你買到較不美味、水分較少的西洋芹，也別因此感到掃興，這些西洋芹的藥性其實更高。假如你發現根部的顏色比較淡，近乎透光，也別擔心或者丟棄，如果是在種植過程中經過包裹，缺少陽光照射，根部顏色因此變淡的話就沒關係。顏色較淡的西洋芹通常比較可口，也表示你比較不會排斥，算是個優點。即使西洋芹的葉綠素含量較低，仍然能夠提供其他植物性化合物，幫助你療癒。此外，西芹汁的葉綠素比任何其他來源的葉綠素更加有益，因爲它能結合西洋芹獨有的鈉簇鹽、植物激素與維生素C。這代表你從西芹汁獲得的葉綠素，縱使含量較低，仍然比其他來源的葉綠素更有效。

當你熟悉種植西洋芹的土地，便會了解這一切。無論你買到哪種西洋芹，裡頭都會具有你目前爲止所學到的鈉簇鹽，以及其他珍貴的營養成分，只要不是買錯買成了西芹根，都能榨出助你療癒的西芹汁。

西芹葉

很多人常會問到西芹葉對我們有沒有好處、該不該一起榨汁？答案是西芹葉具有極高的藥性。它們含有礦物質與其他養分，甚至是有益的植物激素。然而，這不代表你一定要使用。西芹葉的風味可能很苦，所以假如你覺得榨出來的西芹汁不好喝，可以在榨汁前修掉一部分甚至全部的西芹葉，看看西芹汁會不會比較好喝。

從商店購買的西洋芹可能只有一些葉子，而自己種植或是從當地農夫市集買來的，通常葉子都很多。當使用當地或自家種的西洋芹時，我建議你修掉一部分的葉子，以確保你用來榨汁的大部分都是西芹莖。太多西芹葉會讓西芹汁產生澀味，變得比較不討喜，你可能因此不會想喝太多。太多西芹葉也可能引起較劇烈的排毒反應，使西芹汁的體驗不那麼愉快，也讓你不容易持之以恆。由於商店購買的西洋芹通常比較少葉子，該不該連葉子一起榨汁，端看你的口味與喜好而定。

西芹葉是否會讓你感到苦味，有一部分取決於你在飲食中是否偏愛苦味的蔬菜。如果你多年來習慣在沙拉中加入有苦味的蔬菜，那西芹葉與其他藥草似乎沒有太大差別。西芹葉的苦味來源在於其中的生物鹼。這些植物性化合物對於我們味蕾的刺激很強，有點過於劇烈，而此現象既正常又自然。這些並非有毒的生物鹼，雖然其他植物中的某些生物鹼可能原本就有毒性，但西洋芹並沒這個問題。西洋芹的生物鹼具有藥性，而且排毒效果極強，能幫助使身體鹼性化，並降低存留在我們器官與體內其他部位的有毒酸性。更明確而言，西芹葉的生物鹼能幫助我們排除肝臟毒素。

順帶一提，當我製作西芹汁時，習慣將西芹莖的末端（葉子那頭）切去一到兩公分，並將底部端（根部那頭）切去約九至十公分。這跟葉子本身沒有關係。然而，你常會看見西洋芹本身的兩端已經被切過了，但我進一步切除的原因在於，我不知道西洋芹先前被什麼工具切過——刀具是否乾淨、骯髒、加工環境靠近牲畜、是用機器或手工切除，或者刀具上有沒有油脂等。如果你不想浪費西洋芹能夠榨汁的每個部分，便不需要這麼做。很可能其實沒什麼問題，而且採收西洋芹的刀具也很乾淨，這只是我個人的偏好罷了。

榨汁機

任何能榨取西芹汁的榨汁機都可以。西芹汁對你有益，記得這件事就好。如果你已經擁有榨汁機，請務必繼續使用。

假如你在市面上尋找榨汁機，無論是因爲你還沒買，或是你想換台更好的，那麼慢磨榨汁機（masticating juicer）是理想的選擇，可以保留並榨取西洋芹當中的大部分營養，而且噪音極低。慢磨榨汁機也能榨出較多西芹汁，亦即每一把西洋芹的出汁率比較高，泡沫與浮渣也比較少。

然而，如果你家用的是離心式榨汁機也沒關係。這種機器的榨汁速度比較快，所以假如阻擋在你跟西芹汁中間的是時間考量，離心式榨汁機可以解決問題。選購能夠在榨汁過程中保持蔬菜水果冷卻的機器，避免某些會因高速運轉使汁液加熱的榨汁機。

假如你手邊只有高速攪拌機或食物調理機，你或許有天也會想買台榨汁機。攪打式機器的出汁量比榨汁機少，而且還得另外過濾攪打後的西芹泥，也容易使人厭倦。但還是記得：無論你用哪種機器製作西芹汁，都是好的機器。別因爲你用的不是最先進的慢磨式榨汁機就感到洩氣，你榨出來的仍然是很棒的西芹汁，而且會透過各種方式來改善你的身體。

果汁吧

如果不想自己動手，從果汁吧、果汁店、咖啡廳或天然水果店的果汁區取得新鮮西芹汁也沒問題。

假如是冷壓西芹汁，好極了。並不是我希望每個人都習慣外出購買冷壓果汁，將此當作唯一的方法。冷壓西芹汁並非取得養分的唯一途徑。購買離心式榨汁機所榨取的西芹汁一樣很棒。而在家利用優秀、老派的慢磨式榨汁機製作西芹汁，就跟從商店購買時髦的冷壓西芹汁一樣有益。你家中所擁有的任何一種榨汁機，都能製作出富含養分的西芹汁。

如果你仍然偏好外出購買西芹汁，可以將以下幾種方式納入考量。

首先，詢問店家如何準備西洋芹。有些店家在榨汁前清洗蔬果時，會在水中加入一滴氯或漂白劑，你應該避免。

再者，假如你購買的是預先裝罐的西芹汁，請仔細檢查標籤並確定未出現「ＨＰＰ」字樣，有時候印刷的字體或符號很小。即便標籤上沒有，也請詢問店員，確定產品不是ＨＰＰ產品。如果是ＨＰＰ產品，請考慮選購當場現榨的西芹汁產品。你不該喝下經過ＨＰＰ的西芹汁。

「ＨＰＰ」指的是高壓滅菌（high-pressure pasteurization），代表蔬果汁並非當天新鮮冷壓並裝瓶上架，而是從加工廠送來。ＨＰＰ的滅菌過程並不需要高溫，導致使人誤以爲是新鮮原汁的錯覺，其實正好相反。經過ＨＰＰ的蔬果汁已經變質，細胞結構的形狀與型態，已經被這種尙未接受時間檢驗的新式加工方法改變。

一般的巴氏滅菌法是種加熱過程，其安全性已經受到數百年來的考驗。我並不是說你應該飲用經過巴氏滅菌的西芹汁，重點是西芹汁要新鮮、原始。然而，將ＨＰＰ產品視爲新鮮原汁是錯誤的假設。理論上，產品是原汁沒錯，但實際上，卻已經爲了維持放在貨架上的期限而受到改變、劣化。要提防ＨＰＰ產品的原因在於，它無法爲你帶來西芹汁的健康效益。我能預見許多人拿起ＨＰＰ西芹汁，嘗試了一段時間後又放棄，因爲他們的症狀與疾病無法獲得改善。別成爲其中的一分子。

經過ＨＰＰ製程的其他蔬果汁仍然能提供養分，所以如果你習慣飲用ＨＰＰ蔬果汁，而且想繼續飲用，還是能獲得一定的效果。但另一方面，西洋芹是種藥草，因此，ＨＰＰ製程會導致西芹汁所能提供的諸多神奇療癒效果消失，包括其中最重要的特性。對於像西芹汁這種草藥而言，即便你只失去其中一種效果，都等於失去一次療癒的機會。

保存西洋芹

如果你習慣自己製作西芹汁，可以考慮向當地店家一次整箱購買。詢問農產品部門有沒有多的箱子，或在下次訂購時多加個箱子。你通常能獲得折扣，而且還能買到比較新鮮、可以在家保存比較久的西洋芹，也不用時常出門補貨。

西洋芹本身可以冷藏保存長達一週。我曾看過西洋芹賣出後，假如原本就夠強壯、夠新鮮，可以保持鮮綠與清脆長達兩週。判斷西洋芹是否可用的原則之一在於顏色。盡量在變黃或是轉為咖啡色、失去鮮綠色澤前將其使用完畢。假如你因為生活太過忙碌，以至於還沒來得及榨汁，先前購買的西洋芹就已經變色，別因為只能將其丟棄而感到灰心。也別因此放棄西芹汁。請購買新的西洋芹再次嘗試。

如果你正要購買西洋芹，而且預計會快速消耗，應該會打算保存在冰箱裡。過了幾天，冰箱架上未包裝的西洋芹可能會乾枯、下垂。為了避免這點，冰箱的保鮮抽屜是很好的存放位置。西洋芹有時候會有塑膠包裝，或是你可以放在商店的購物袋中，如此即便沒放在保鮮盒裡也沒關係。假如你買了整箱的西洋芹，但都沒有塑膠包裝，就從店裡的塑膠袋捲抓幾個袋子，農產品部門應該很樂意讓你帶幾個回家，因為你才剛買下一整箱的商品。

保存西芹汁

如果你沒辦法立刻將整份西芹汁喝完，最好的保存方法是裝在玻璃罐中，再蓋上蓋子冷藏。現榨西洋芹可以保留療癒效果約二十四小時。嚴格來說，可以在冰箱裡放上三天——雖然過了一天之後，效果就沒那麼好了。隨著每個小時經過，西芹汁的功效會逐漸流失，所以榨取後超過二十四小時才飲用並不理想。

你可以將西芹汁冷凍，但這同樣並不理想。但假如這是你唯一的方法，那就冷凍保存吧。我建議倒入製冰盒中方便使用，而當你有時間就盡快拿出來解凍喝掉。但不要在西芹汁冰塊中加水，也不要將西芹汁冰塊放入水中，如此會阻礙其效果。

我並不會將西洋芹冷凍，因爲冷凍會破壞西芹莖，榨出來的汁效果也不好。即便看似跟冷凍西芹汁的方法很像，但其實不然。當你現榨西洋芹時，可以萃取出裡頭的生命力，但倘若將西洋芹冷凍，之後便是在榨取失去生命的西芹莖。

你絕對不會想將西洋芹或西芹汁煮沸，除非你想要煮高湯。你還是能將西洋芹放進湯裡燉；飲食中常攝取西洋芹仍有助於緩解某些症狀。然而，當你烹煮西洋芹時會破壞其中的酵素，並使某些養分變質，使其不再是你所需要具有強大藥性、療癒效果的西芹汁，無法再幫助你有所進展。只有新鮮西芹汁才辦得到。

為什麼是四五〇毫升？

多數成年人理想的西芹汁飲用量，是每天最少四五〇毫升。這不代表你初次嘗試就必須從四五〇毫升開始，如果你很敏感的話，可以慢慢增加，先從一百毫升或兩百毫升開始，習慣之後再每天逐量增加。

當你準備好了，便可以將四五〇毫升設爲最低飲用量。爲什麼？因爲多數人都有不少健康障礙需要克服，而西芹汁療癒必須經過漫長的旅途。西芹汁的第一道阻礙在嘴巴，裡頭可能有細菌或殘餘的牙膏、漱口水。（記得在刷牙後與飲用西芹汁前以清水徹底漱口，去除殘留的牙膏、洗口藥或漱口水。更好的做法是，早上等到喝完西芹汁再刷牙。）

下一關是食道，西芹汁會遭遇更多細菌，再加上氨與有害無益的酸。接下來抵達胃袋底部、位於十二指腸之前的關卡（小腸入口）。十二指腸前有一道小小的突起結構，端看我們的年紀而定，這裡可能充滿數十年來——有時長達三十至四十年——所黏著、將突起結構壓垮的大量殘渣物質。這些殘渣可能來自蛋白質、防腐劑、固態氨與酸等，在此侵蝕並形成淤泥般的沉積。西芹汁的鈉簇鹽開始吞噬這堆老舊的有毒淤泥，隨著時間將其逐漸溶解。

因此，西芹汁首先要突破這些阻礙。接著，當西芹汁通過十二指腸，就要面對幽門桿菌、鏈球菌與其他各種細菌的攻勢，因爲多數人都與這些細菌共存，只是未經檢出。西芹汁必須奮力戰鬥以保衛自己，並且在這場戰役中求生，但其實此役難度倍增，因爲先前遭遇過口腔中殘留的牙膏與細菌、食道中的氨、酸與更多細菌，以及離開胃部時跨越的殘渣，效力已經有所耗損。

隨著繼續通過十二指腸，西芹汁將受到酸性轟炸，因爲幾乎每個現代人體內的pH值都處於「關閉」狀態，我們也並非生來就會自動鹼性化。當然，假如一個人很健康，pH值會相當均衡，西芹汁在此也不會耗費太多功效。然而，許多人體內都充滿製造大量酸性細菌。有害飲食與繁重壓力也會產生大量的酸。在我們喝下第一口時，西芹汁便開始改變體內pH值，從嘴巴一直通往消化道。幾乎就像爆炸一樣，西芹汁試圖掀起顚覆高度酸性的浪潮，這便是當西芹汁流經我們體內時，將會耗損其功效的另一個來源。

如此聽來，西芹汁要克服許多難關並維持效力，似乎很難？還不只如此。就再進入小腸不久，就會遭遇一攤黏稠的黏液。無關乎年紀，每個人都有一層底端食客在此定居，像是大腸桿菌與其他害菌，有時還包括兩到三種有害眞菌，全都等待著我們所吃下肚、來自蛋類與膠原蛋白營養品的蛋白質，或是來自奶類、乳酪、奶油或其他乳製品的乳糖，想藉此飽餐一頓。而當西芹汁衝擊這條路上的病原體時，又將開闢另一處戰場。

此外，還有來自高脂食物（無論脂肪來源健康與否）、許多年來沿著腸壁硬化、結塊的腐敗脂肪，以及形成小顆粒狀殘渣、在腸壁開鑿出囊袋、成爲更多細菌與眞菌庇護所的腐敗蛋白質。解決這些問題，也是西芹汁在旅途中需要克服的另一道阻礙。

還沒說完呢，以上只描述了西芹汁到目前爲止所遭遇的主要關卡。另外再加上過量的腎上腺素——假如你在忙碌或壓力造成腸道緊張的狀態下進食，或是前一天晚餐不自覺吃下太多脂肪，都會促使腎上腺釋放大量腎上腺素。一旦過量的腎上腺素進入腸道，便會帶來嚴酷考驗。腎上腺素會滲透全身細胞，所以假如你前一天處於強烈壓力下，或是遇到其他刺激腎上腺的事件，隔天醒來時，腎上腺素仍然會滯留於腸道之中。西芹汁會中和腎上腺素：又是一場惡戰。當西芹汁忙著解決此問題，便無暇應付在流經腸道時遭遇的其他物質。

一頓高脂肪晚餐的影響不只是刺激腎上腺素。晚餐殘留在腸道中的脂肪就像一層浮油，一路從胃部沾到小腸並進入結腸，而西芹汁會清除這些油漬。因爲西芹汁有驅散脂肪並排出消化道的作用，以至於讓高濃度脂肪吸收了西芹汁的療癒化合物，也消耗掉鈉簇鹽。這代表假如某人享用了豐盛晚餐，例如油炸主菜再加上甜點，那隔天早上的西芹汁就需要更加費力，在突破各種阻礙的過程中耗損更多療癒能力。

消化系統只是個開端。世界上大多數人也都有肝臟功能遲緩、機能低落的問題，而關鍵在於：必須有足量的西芹汁到達結腸，使其完整的療癒力被吸收到血液之中，西芹汁的化合物才能透過肝門靜脈進入肝臟，再進入膽囊，藉此幫助你療癒。無論你在生命中遭遇何種困境，肝臟越健康，表示越有機會治療你所面對的各種症狀或疾病。對多數成年人而言，四五〇毫升正是能達成目標的神奇數字。（稍後即將談到幼童的飲用量。）

一旦西芹汁來到肝臟，就會遇上另外一系列的阻礙。其中之一，多數人的肝臟都含有毒物、殺蟲劑、除草劑、塑膠與其他石化物質、溶劑、病毒與細菌等病原體，以及更多有害物質所帶來的毒素，這些都會抑制肝臟的膽汁分泌量。當西芹汁的化合物進入膽汁製造部位，假如其仍保有充分效力，就能改善肝臟輸送至膽囊的膽汁濃度。經過西芹汁強化的膽汁，便開始分化與驅散膽囊內的淤泥物質，同時分解並溶解膽結石。如果你飲用足量西芹汁的時間夠長，使身體變得乾淨又健康，西芹汁的化合物就會連同膽汁一起離開膽囊並進入腸道，至此完成西芹汁一部分的使命：形成完整循環。

西芹汁的療癒化合物到達肝臟後，並非全部都會與膽汁結合。其中一部分在離開肝臟後會進入血液，送往心臟與大腦。然而就多數人而言，遲緩與機能低落的肝臟在此階段，已使西芹汁的療癒能力所剩無幾，必須花上一段時間才能讓我們的肝臟充分淨化，使由此流出的西芹汁仍然保有其功效。

還好，這不算太大的問題，因爲西芹汁的療癒效力能透過另一種管道進入血液。回到西芹汁首次進入消化道的時刻，起初只有大約一半會進入肝臟，這一半是在遭遇阻礙的路上自行分流出來。當它們流經胃部與小腸前端大約一公尺的長度時，另一半西芹汁所含的化學物質不會先流向肝臟，而是直接被消化道內壁吸收並進入血液中。流入血液後，便要獨自迎向另外一系列的挑戰。血脂濃度有多高？（脂肪會影響西芹汁的輸送距離。）血中毒素有多少？如大腦等各種器官的有毒重金屬含量高低？談到大腦，腦中正面臨多少神經傳導化學物質的問題？這些都會降低並削弱西芹汁剩下的療癒力。假如腦中的神經傳導化學物質減少，就會立刻消耗西芹汁的化合物加以補充，成爲旅途的最後一站。倘若有重金屬需要清理，則會消耗西芹汁的鈉簇鹽來幫助將其排出體外。

基於西芹汁如此廣泛的用途，你就能明白爲什麼要有足夠的飲用量才能發揮功效。下次當別人問你西芹汁爲何要滿足特定飲用量時，看你想怎麼回答。你可以仔細講解西芹汁通過消化道前後的過程（你也許要先確定對方不是在吃東西！），或是提出簡潔扼要版：西芹汁的責任繁重，而且在通過身體發揮療癒功效時，需要面對重重關卡。你也可以將本書交給他們。無論如何回答，你都知道飲用量相當重要，因爲這關係著西芹汁「爲什麼」如此強大。

更大量飲用

飲用超過四五〇毫升的西芹汁當然沒問題。一天喝下九百毫升的西芹汁，對於受自體免疫疾病與其他慢性病所苦的患者相當有益，有時可以分成兩次，在早上與下午或晚上各飲用四五〇毫升。此外，運動員如果將每日飲用量提升至九百毫升、甚至更多，還能幫助並改善比賽成績或運動表現。假如每日飲用量增加至一．八公升也沒關係，但可能需要些許調適，像是有些人會因爲淨化與排毒作用提升，需要常跑廁所。

比較不建議你某天醒來時突然想到，「我以前從沒喝過西芹汁，現在直接從一．八公升開始吧！」由於西芹汁的鈉簇鹽會分解與消滅病原體，並且將病原體的有毒廢棄物透過皮膚、腎臟（經由尿液）與腸道（經由排便）排出身體與血液之外，所以西芹汁可能會引起體內的淨化與洶湧反應。尤其當你較爲敏感，或體內具有大量毒素，抑或是帶有EB病毒（引起例如纖維肌痛症、多發性硬化症、狼瘡、橋本氏甲狀腺炎、多囊性卵巢症候群、肌痛性腦脊髓炎/慢性疲勞症候群、類風濕性關節炎，以及例如刺痛、發麻、痛覺、疼痛與疲勞等症狀）或鏈球菌等細菌（引起例如小腸細菌過度增生、鼻竇感染、尿道感染、針眼、耳朵感染，以及喉炎等病症）時，便可能產生淨化與洶湧反應。我建議初次嘗試者最多不超過四五〇毫升，等一段時間都沒有感到異樣後，再逐漸增加飲用量。你可以先從一一〇毫升開始，接著每天增加一點直到四五〇毫升爲止。

如果你想要再進一步，便可以繼續增加到每天九百毫升；但假如你還想更上一層樓，不要直接增加至一．八公升。先從每天一．一公升開始，再逐漸增加到一．八公升，讓身體逐漸適應大量的藥性。如果你想走極端路線，可以比一．八公升更多一些，直到二．二公升爲止，至此應該是你的上限。建議別在二十四小時內飲用超過二．二公升。

幼童飲用量

嬰兒與幼童的腸道內並沒有太多阻礙西芹汁的關卡，所以飲用量不需要這麼多。以下附上對於年輕孩童飲用量的對照表，這些是每日建議最低飲用量，你可以依照孩子的需求自行增減，也不用擔心這些最低飲用量會造成傷害。

較細、葉子較多的西芹莖

你所在的地區或國家可能只有較小根、顏色較深、莖部較細、葉子較多的西洋芹，一整把只能榨出少少幾百毫升的汁液。在此狀況下，假如你只能取得一小杯的西芹汁也沒關係。縱使你無法獲得四五〇毫升以上、較溫和西芹汁的完整效益，也能退而求其次。正如我在「準備祕訣」中所提，西芹汁的葉綠素具有獨特功效，並且與西洋芹的鈉簇鹽、植物激素跟維生素C相互結合。你從深綠色西洋芹中取得豐富、高濃度的葉綠素，可以補償汁液量不足的一部分效果，而且對於身體健康的不同層面仍然有幫助。

我強烈建議，無論你取得哪種西洋芹，都可以用來榨汁，也別因爲只能少量獲取而打退堂

年齡	飲用量
6個月	至少28毫升
1歲	至少55毫升
18個月	至少85毫升
2歲	至少115毫升
3歲	至少140毫升
4到6歲	至少170至200毫升
7到10歲	至少225至285毫升
11歲以上	340至450毫升

鼓。畢竟，它仍然是西洋芹，它的汁液仍然能使你向前邁進。你也能實行《醫療靈媒》系列書籍提供的其他資訊，藉此補足療癒效果，以確保你在健康的各個層面都能有所進展。

為何要空腹飲用純西芹汁？

爲了獲取我們在本書中尋求的西芹汁功效，空腹飲用西芹汁相當重要，千萬謹記。否則，若你在吃早餐或是下午吃點心時搭配飲用西芹汁，便會錯失其完整的療癒能力。雖然還是有所幫助，但遠遠不及其原本的程度。

飲用綜合蔬果汁也同樣會使效果打折。假如你到果汁店裡看見某種新鮮蔬果汁，裡頭列出菠菜、甜菜、薑、檸檬與西洋芹，並且將西洋芹醒目地標示，看似主打西芹汁一般，你要當個內行的消費者。西芹汁是單一食材飲品，即便在西洋芹以外只加入一種其他食材，例如西芹蘋果汁、西芹黃瓜汁或西芹檸檬汁，都會使你想要的效果大打折扣。如果你喜歡其他綜合蔬果汁，很好，蔬果汁對你有益，但可以留到當天稍晚再喝。至於你獨特的四五〇毫升空腹專用西芹汁，除了西洋芹，什麼都不行。

理由相當明確。我們需要西洋芹當中尚未爲人廣知的鈉子群；也就是你在第二章與第三章所讀到、書中再三強調其具有獨特能力，能夠幫助保護身體、擺脫症狀與疾病的鈉簇鹽。

鈉簇鹽是西芹汁當中最強大的成分，也是幫助開始飲用西芹汁之人大幅改善健康的幕後功臣，而鈉簇鹽必須經過空腹攝取，才能確實發揮功效。但即便你某天需要先吃早餐才能喝西芹汁時，也不需要驚慌。在此情況下，請參閱稍後談到的「掌握時間」。

對大腦的益處

血腦屏障的緣故，任何物質通常都難以進入大腦。但鈉簇鹽不一樣，可以直達大腦並作爲終極電解質，爲其帶來益處，原因在於鈉簇鹽具有穿越血腦屏障的獨特能力。我們說的是天然電解質，並非人造電解質，而西芹汁當中的電解質具有較高的傳輸速率與較長的傳輸距離，勝過來自任何其他食物、人造飲料或營養補充品的電解質。若要發揮此效果，西芹汁必須單獨飲用，而且一定要榨成汁。吃下西洋芹無法將足量的鈉簇鹽運送至你的體內，甚至送往大腦。而假如你把西洋芹與其他食材混合會有個小問題：其他蔬菜水果或添加物會稀釋西芹汁，代表你無法獲得足夠的西芹汁或其中的鈉簇鹽。

無論你是吃下西洋芹、打成蔬果汁或在西芹汁中加入膠原蛋白補充品，這些額外成分都會阻礙鈉簇鹽爲你帶來的益處。纖維、脂肪與蛋白質尤其會造成妨礙。（稍後將探討關於纖維的更多資訊。）它們使鈉簇鹽無法結合重要養分，例如其他礦物質與胺基酸，同時也讓鈉簇鹽沒辦法流通，以至於無法將這些養分送至大腦。再者，正如你將在本章「掌握時間」以及第五章「西芹汁淨化法」讀到的，我建議你將西芹汁與任何脂肪分開享用，因為脂肪會使肝臟釋放膽汁幫助消化，而過多的膽汁同樣會稀釋鈉簇鹽。

如果你將西洋芹加入蔬果昔中，鈉簇鹽是沒辦法到達大腦的。如果你將整株西洋芹攪打成汁，並且連其中的纖維一同喝下，鈉簇鹽也無法到達大腦。如果不是榨汁而是直接吃下西芹莖、在胃裡充滿其他食物時飲用西芹汁、將西洋芹與其他食材一同加入精力湯，抑或是在西芹汁中添加膠原蛋白、活性碳、蘋果醋或其他創新的誤導類物質，鈉簇鹽同樣無法到達大腦。這些都會使鈉簇鹽身陷困境。

病原體防護

鈉簇鹽的另一項作用是消滅病原體。只有空腹飲用的純西芹汁，才能使鈉簇鹽直接接觸病毒、細菌與有害真菌，以發揮迅速消滅的作用。從你將西芹汁與蘋果汁、菠菜汁、羽衣甘藍汁、蛋白粉、豌豆蛋白、膠原蛋白、營養酵母或其他添加物混合的那一刻起，就已經完全失去這種效果。

無論你將西芹汁與什麼混合、作用是好是壞，都會使鈉簇鹽無法直接觸及酵母菌、黴菌、食物毒素、鏈球菌、葡萄球菌、大腸桿菌、幽門螺旋桿菌、ＨＰＶ、ＥＢ病毒與其他有毒微生物，因而損失打擊病原體的強大效益。

如果你遵循的觀念體系認爲，生的、新鮮的蔬菜水果會對身體太寒，或是會導致濕氣淤積，或有人建議你在西芹汁中加入薑、薑黃或卡宴辣椒粉來提升溫性，請你明白：加入這些香料到西芹汁中並沒有問題，前提是你不擔心無法獲得西芹汁的完整益處。然而，爲了獲得西芹汁的所有益處，必須飲用純粹、單純且未經變質的西芹汁。如果你想攝取薑、薑黃或卡宴辣椒粉，可以加入別的食物中，或甚至在當天稍晚加入另一杯蔬果汁中。不管你信不信，無添加的單純現榨西芹汁，其實是解決東方醫學所認爲體質過熱或濕氣問題的最佳良方，因爲它能修復並活化肝臟，而肝臟正是萬病之源。

完善腸道機能

以任何其他食材稀釋，也會使西芹汁失去對腸道的益處。那就太可惜了，因爲西芹汁具有恢復消化能力的效果，而且機能完善的腸道，也更能吸收並利用西芹汁改善全身。西芹汁的鈉簇鹽搭配消化酵素，能分解並驅除消化道內的有毒酸性，以及沿著小腸與結腸壁結塊的老舊脂肪。每個人的消化道內壁都有脂肪附著，其來源不只是油炸用油、氫化油、油脂或飽和脂肪。假如每天都攝取脂肪，即便公認最健康的來源也會造成脂肪堆積，包括堅果、種子、酪梨與優質油脂。多數人都會對於自己的實際脂肪攝取量及其影響感到驚訝。（順帶一提，記得第二章的消化酵素嗎？它們只有在西芹汁單獨進入小腸時才會發揮作用。）

空腹飲用時，純西芹汁也具有點燃性的力量，能夠被吸收到你的腸壁與血液中。這點相當關鍵，因為可以讓西芹汁的成分進入你的大腦與身體，以傳遞療癒的力量。我們面對的問題太多了。當西芹汁進入我們體內，必須同時解決許多麻煩。使其通過第一道重要關卡——吸收到血液中——能將鈉簇鹽送往有所需求之處，藉此幫助大腦、消滅害菌、溶解動脈內壁的硬化脂肪、協助淨化肝臟等。削弱西芹汁的純度，就會妨礙其發揮期望中的打擊效果。

我了解，想要改變事物的純度是人的天性。每個人心裡都住著一位鍊金術士、一位調酒師，我們喜歡東添西補，將不同事物摻雜在一起，希望能創造出更美好的成果。這正是西芹汁從未被人視為療癒手段的原因。假如某件事物早已呈現最崇高的型態，我們身為人類即使再心靈手巧，也無法進一步改良時，便會感到不自在。這也是為什麼多樣變化的食譜如此熱門，卻沒人願意一次只吃一種簡單、型態單調的食物。當我們進食時，總希望能加入超過一種食材；當我們喝飲料時，總渴望著多攙和幾種飲品。我們的心思總想著「還有什麼？」很難想到「沒有下一個」以及「西芹汁具備所有特別的價值與優點」，因而逕自論斷，單靠西芹汁肯定不足以為任何人帶來好處。即便有許多人聽過純西芹汁療癒的故事，仍然無法克制自己，加了水或冰塊稀釋，或是加了點這個、那個，不經意地毀了西芹汁。

當你忍不住想為西芹汁多加點什麼，記得：遵循空腹飲用純西芹汁的法則，是避免自己無端瞎搞的祕訣。你不用擔心太過單調或過於簡單，西芹汁已經是超凡之物。你將西洋芹轉變爲西芹汁，已經實現了煉金術的魔法，西洋芹已然成爲眼前的黃金。

纖維的疑問

很多人常覺得納悶，爲什麼關鍵在於將西洋芹榨汁，而不是直接吃下或在攪打後不需過濾直接飲用。攝取西洋芹的纖維，獲取全食物的益處，不是更好嗎？這個問題很好。你已經了解一部分的答案，亦即纖維會阻礙西洋芹當中的鈉簇鹽發揮應有的效力。

你還必須明白：西洋芹是種藥草，而西芹汁是你利用藥草取得的良藥。當你泡花草茶時，應該不會想把整株花草吃下肚，也不會有人說你因爲不嚼食茶包中的茶葉就漏了營養，因爲你只需要汲取花草的藥性。西洋芹亦是如此，差別在於你不會像泡茶一樣倒入熱水，而是將它放入榨汁機，以萃取並釋放其中強大的功效。

「全食物當然比較好。攪打更勝於榨汁，因爲裡頭還保留了原本的纖維。」這是種信念，是種理論。西芹汁並非某種信念或理論，遠不只如此。它是神奇的草藥。許多人已經習慣忽略或無視西洋芹，所以無法體會這項事實。衆人並不了解，爲了使西洋芹的功效能滿足我們的需求，除了榨汁以外沒有其他選擇。當有人深信由所謂專家背書的信念，認爲保留西洋芹的菜渣與纖維比較好時，等於告訴你這些人並不了解西芹汁的角色、本質，以及將纖維分離能帶來多麼獨特的差異。這不是一般的蔬果汁，而是草藥。時髦的信念對於治療慢性疾病無用武之地。假如有人宣稱一定要保留原本的纖維，代表他們誤傳了關於西芹汁的力量，也表示他們毫無頭緒，而且不了解西芹汁數十年來如何幫助成千上萬的人。

纖維很棒，持續攝取纖維！如果你擔心飲食中需要攝取更多纖維，可以在一整天的飲食中加入更多富含纖維的植物性食物。你喜歡的話也可以吃些西芹莖——喝完西芹汁的稍晚再吃。假如你早已習慣食用大量植物性食物與較少加工食物，那你應該已經攝取了大量纖維。雖然纖維很重要，西洋芹的纖維也同樣重要，但你仍然不該保留西芹汁中的纖維。如果你決定在攪打西洋芹後不過濾西芹渣，纖維其實會阻礙西芹汁的某些功效，也會徒增總量，使你無法獲取足以發揮西芹汁療癒力量的飲用量。

假如西洋芹榨汁後，似乎有你不喜歡的細微渣滓或顆粒浮在表面，你可以利用網目較細的篩網、濾盆或豆漿袋加以過濾。除非你的腸道極度敏感，否則不用擔心浮渣。還是懷疑嗎？如果你發現生菜跟沙拉會刺激腸道，因此感到害怕，或許代表你的腸胃確實很敏感。在此情況下就需要就過濾西芹汁。如此，你也能確定自己喝下更大量的西芹汁。

對其他人而言就是喜好問題。當你使用適當的榨汁機，而且並非超級敏感時，可以把細小的纖維留在西芹汁中，喝下肚不會有問題，也不會干擾西芹汁的療癒力，因爲大部分的西芹渣都已經去除。或者你喜歡的話，一樣可以過濾。但對於以高速攪拌機或食物調理機攪打西洋芹的人而言，過濾步驟很重要。喝下你用榨汁機所榨出的一、兩片西芹渣沒關係，但可不表示飲用攪打後未經過濾的西芹汁能夠獲得相同益處。

至於榨汁後剩下的西芹渣怎麼處理，我唯一的建議是作爲你家菜園的堆肥。

掌握飲用時間

飲用西芹汁的理想時間是早晨，在你除了喝水外尚未吃下任何食物以前。（假如你上晚班，就在起床後飲用西芹汁，無論下午或晚上都沒關係。）當你喝完西芹汁，先等待十五至二十分鐘，或者三十分鐘最爲理想，接著再進食或飲用其他食物。

如果你在飲用西芹汁前會喝下白開水、檸檬汁或萊姆汁，只要能隔開喝水跟飲用西芹汁的時間，便是很好的做法。起床時喝水，能溫和地清洗肝臟，並在你吸收西芹汁的藥性前補充水分。（早上一起床立刻飲用檸檬水來清潔肝臟，是源自於我數十年前講課內容的做法，當時我正旅居各地，發表對於西芹汁的看法。這項建議比西芹汁更容易受到接納，因爲大家對檸檬跟水比較不會感到質疑，而且也符合我們渴望發揮的煉金術精神。）如果時間很匆忙，記得在喝水後與飲用西芹汁前，等待至少十五至二十分鐘，三十分鐘更爲理想。倘若你想要在飲用西芹汁後喝水，等待的步驟也相同：在飲用西芹汁後等待至少十五至二十分鐘再喝水，等待三十分鐘更爲理想。

但假如你無法在早上空腹飲用西芹汁，以獲取最佳效益呢？別因此而打退堂鼓。首先，如果因爲你起床後的時間不夠充分，可以在前一天晚上先榨好西芹汁，並倒進密封罐中，再放進冰箱，等待起床後飲用。

假如此方法行不通，也沒辦法在吃早餐前取得西芹汁，或是下午想要再喝一杯，在其他時間飲用的西芹汁仍然能夠幫助你。你只需要留意可能阻礙西芹汁功效或作用的食物。

根據你吃下的食物，來安排西芹汁的飲用時間，假如上一餐的脂肪與蛋白質含量高，表示裡頭含有像雞肉、牛肉、蛋類、乳酪、酪梨、堅果、種子、花生醬、其他堅果醬、種子醬或油脂等食材，最好等待兩個小時以上再飲用西芹汁，若能等上三個小時更爲理想。假如你的食物比較清淡，例如新鮮水果、燕麥或沙拉，而且其中不含有高脂食材，像是橄欖、鯷魚、培根、鮪魚、堅果醬、種子或油脂類醬料，便可以在三十至六十分鐘後飲用西芹汁。或者在你飲用西芹汁後，等待十五至三十分鐘再接著進食或飲用其他食物。

對了，如果你吃下高脂餐點，而且在等待飲用西芹汁的兩到三小時間需要提神，可以吃點清淡的點心或喝點水。只要確定你的腸子有時間在飲用中午的西芹汁前將食物消化完。同樣的，喝下西芹汁後等待至少十五到三十分鐘再進食。

營養補充品與藥品

如果你正在服用醫生開立的藥品，可以在飲用西芹汁前後服藥，只要留意是否需空腹服用即可。（請注意，如果你的藥品需要在餐後服用，西芹汁並不算是食物。）倘若你先行服藥，先等待至少十五到二十分鐘再飲用西芹汁，等待三十分鐘更爲理想。關於進一步問題或疑慮，請諮詢你的醫生。

如果你正在服用營養補充品，請不要與西芹汁共同服用。雖然營養補充品與西芹汁不會衝突，但西芹汁還是與營養補充品分開較佳。最好能在飲用西芹汁的至少十五到二十分鐘後再服用營養補充品，相隔三十分鐘更爲理想。

咖啡

我並不反對喝咖啡，只是不認爲咖啡是健康食物。

咖啡容易使腎上腺疲勞、使身體產生酸性，也會耗損胃腺並導致胃酸降低，最終在多年後引起食物腐敗。如此將使腸道中的氨氣往上滲入口中，導致齲齒與牙齦潰爛。

咖啡還會使體內環境變得嚴峻、不利於腸道內壁與牙齒琺瑯質，並造成嚴重脫水。我曾聽過太多次有人害怕柳橙等柑橘類食物，因爲以訛傳訛的專家表示柑橘類會使牙齒琺瑯質變得脆弱、易裂或溶解。但這些害怕柑橘的人卻每天都喝咖啡，而咖啡對牙齒的傷害遠超過柳橙或檸檬。柳橙、檸檬、萊姆與葡萄柚等柑橘類食物，其實都具有抗菌效果——細菌正是牙齦疾病與蛀牙的根源——所以其實有益牙齒與牙齦健康，而且鈣質含量高，有助於強化牙齒與顎骨。

如果你喜歡也出於習慣想要喝咖啡，那可能會喝下許多有害物質。最好在飲用西芹汁至少十五到二十分鐘後再喝咖啡，若能間隔三十分鐘更爲理想。假設你在飲用西芹汁前先喝了咖啡，西芹汁就需要更加費力的矯正並療癒你的體內，問題本來就夠多了。然而，如果你早上第一件事必須得喝咖啡，甚至比西芹汁更早，我了解。至少給咖啡十五分鐘，能有三十分鐘更爲理想，讓咖啡先通過你的身體，再飲用西芹汁。西芹汁仍然能透過許多方式幫助你，只是沒辦法以最快的時間發揮所有功效。假如你目前患有症狀或疾病，可以考慮讓身體暫時遠離咖啡，改喝椰子汁。暫時戒除咖啡有助於你的進展，並且讓西芹汁發揮療癒效果。

西芹汁能夠幫助戒除咖啡癮嗎？當生活方式使身體充滿有害物質而含有毒素時，我們常想喝咖啡的目的，其實是爲了刺激腎上腺素，藉以遮掩毒素對我們造成的影響，但我們並不了解。人們通常不了解自己暴露在什麼之下，有多少毒物與病原體駐足在我們的肝臟、血液與其他部位中；我們只知道自己的感受並未達到一〇〇分，而喝咖啡能讓我們在當下得以繼續運作。然而西芹汁能幫助清除有害物質，對於用腎上腺素遮掩毒素的需求，會隨著時間降低，亦即在飲用西芹汁一段時間後，的確能消除許多人想猛灌咖啡因的衝動。

運動

常有很多人想知道，該如何將西芹汁加入每天早晨的運動排程中。最理想的狀態，是醒來時先喝點檸檬水，等待十五至三十分鐘後，飲用你的西芹汁，再等待十五至三十分鐘，在運動前享用你喜歡的餐點（不含脂肪的食物較為理想，例如果昔），並等待消化一段時間，便可以進行慢跑、健走、騎自行車、打網球、游泳、打排球、上健身房等任何你喜歡的運動。

如果你沒有時間進行上述流程，我完全能夠理解。此時，次佳的排程則是跳過檸檬汁，飲用西芹汁成為第一順位，並等待十五至三十分鐘，接著吃點早餐（同樣的，果昔是理想選擇），再等待食物穩定一段時間後，便可以開始運動。

以上兩種方法都能帶給你空腹飲用西芹汁的效益，同時提供運動所需的能量，也就是早餐。記得，西芹汁不是熱量來源，而是藥物。運動員需要熱量及碳水化合物，否則在燃燒殆盡後便會遭遇撞牆期。（如果你相信運動員需要仰賴蛋白質，請參閱《醫療靈媒》系列其他著作，以獲得營養指南。）假如運動比較輕鬆，那運動前只喝西芹汁沒有問題。然而在進行任何劇烈運動前，最好還是先攝取一些燃料，但西芹汁並不是燃料。無論運動前後，最適合搭配運動的食物就是一片新鮮水果或一杯果昔。

假如你仍然執著於將運動擺在第一順位呢？那就在運動前或運動後飲用西芹汁，或者運動前後都喝，這都取決於你。我仍然建議在運動前吃些食物，讓你的身體具有燃料。如果你要在運動後飲用西芹汁，我不建議你只喝西芹汁。雖然西芹汁有益於補充透過排汗與施力所消耗的電解質、神經傳導化學物質、重要鈉存量與微量礦物質，而且恢復效果勝過其他食物，但如果你未能取得熱量，仍會在劇烈運動後遇到撞牆期。如果你在運動過後飲用西芹汁，不需等待太久便能攝取新鮮水果或其他潔淨碳水化合物（在第八章與《肝臟救星》一書中有更多解釋），以提供你重要的葡萄糖。當你在運動後飲用西芹汁，只要等五至十分鐘就可以吃點心，是很合適的排程。的確，你在此情況下無法獲得西芹汁的所有好處，例如西芹汁無法發揮原本病原體殺手的能力，但仍然能提供絕佳的電解質；你還是能獲得部分效益。

如果你不太想因爲飲用時間靠其他食物太近，因而損失西芹汁的部分效果，那就回到本節的開頭，看看是否能夠調整你的晨間排程，在運動前騰出飲用西芹汁與進食的空檔。這種組合最能夠長期支援你。

西芹汁口腔療法

拿到新鮮西芹汁，怎麼喝都沒關係。你可以小口啜飲、可以在口中環漱幾秒再吞下，也可以一飲而盡，隨你高興。

當你患有口腔或嘴部周邊的特定問題，可以在飲用西芹汁時利用幾種口腔療法。如果你是油漱口愛好者，請了解西芹汁對於口腔與牙齒問題具有無可匹敵的效果。試著改以西芹汁漱口後吞下，藉此替代油漱口。

這種做法要進行幾次，取決於你的症狀嚴重程度。對於輕微症狀而言，可以試著以一杯西芹汁進行一次或多次。至於嚴重症狀，可以選擇下列療法其中之一，並以一杯西芹汁進行三次以上。療法包括：

如果罹患喉炎，可以小啜一口西芹汁含在口中三十秒，使其在喉嚨部位前後流動，藉此消滅引起喉嚨痛的細菌或病毒。如果你願意，也可以嘗試漱口。

如果喉嚨或頸部腺體腫脹，可以將西芹汁含在口腔後方朝向喉嚨的部位，一分鐘後再吞下，有助於使其進入淋巴系統。

如果罹患扁桃腺結石，可以利用西芹汁溫和漱口後再吞下。

如果有口瘡或是口腔潰瘍，先嘗試以紙巾或衛生紙將瘡部或潰瘍處擦乾，再小啜一口西芹汁並含在口中，確保以其覆蓋敏感部位，經過三十秒以上再吞下。

如果有牙痛或牙齦膿腫，或是口中有傷（例如咬破嘴唇或臉頰內側），小啜一口西芹汁含在口中三十至六十秒，有助於使鈉簇鹽進入患部並進行療癒。

如果拔完牙，可以小啜一口西芹汁含在口中三十秒，但是不要漱動，接著再吞下。

如果有蛀牙，可以緩慢啜飲喝下整杯西芹汁，並且讓每一口都能溫和地沖刷口腔。（這是少數沒有限制次數的例外，在此情況下，每一口都要來回漱動。）

如果有牙齦退縮或任何牙齦疾病，可以小啜一口西芹汁並溫和地在口腔來回漱動一分鐘後再吞下。

如果罹患嘴邊疱疹、唇疱疹或嘴唇上任何細菌感染，可以讓西芹汁接觸患部，需要時也能以手指輕拍，接著小啜一口含在口中三十至六十秒再吞下。

如果嘴角裂傷，可以緩慢小啜西芹汁，使其流向疼痛的破口，有助於使患部更快痊癒。如果是嘴唇龜裂或裂傷，也可以依此小啜西芹汁，使其覆蓋唇部。這兩種情況，都可以用手指沾西芹汁輕拍嘴唇或嘴角，比較容易做到。

懷孕與哺乳

攝取西芹汁對懷孕與哺乳婦女都很安全。在懷孕期間，能夠幫助強化母親的腎上腺，這對嬰兒相當重要，因為分娩時需要大量的腎上腺素。強壯的腎上腺使母親更能安全產下嬰兒，甚至能減少分娩時間。

西芹汁也富含養分，例如維生素K、葉酸與維生素A，這些對嬰兒的發展都很重要。當嬰兒在子宮中發育時，豐富的抗氧化物有助於保護嬰兒細胞，使嬰兒有能力對抗毒素以避免早期疾病。西芹汁的鈉簇鹽，也能為嬰兒發育中的大腦提供神經傳導化學物質，在此關鍵階段提供支持。

在哺乳期間，母親攝取西芹汁對於嬰兒而言相當滋養。你不用擔心有解毒效果的西芹汁會讓毒素進入母乳中，恰恰相反。女性的母乳常會含有各種毒素，因為有太多人都在生命中接觸汞跟鋁等有毒重金屬、殺蟲劑、除草劑、殺真菌劑、石化物質、化妝品、溶劑、染髮劑、古龍水、香水與更多物質，使肝臟處於運作遲緩、機能低落又過度負擔的狀態。當這些有害物質囤積在肝臟內，最終便會進入母乳。在飲用西芹汁時，其強大成分也會進入母乳中，並且緩和、削弱與耗損毒素；不僅能中和毒素，減低其破壞力，還有助於將毒素部分或全部排出母乳。同時，西芹汁也能幫助分泌潔淨的母乳、提供珍貴的鈉簇鹽，促進嬰兒大腦發育，也透過可用的維生素、微量礦物質與其他養分維護嬰兒健康。

因此，西芹汁相當有助於懷孕與哺乳。（如你在第三章「緩解你的症狀與不適」中所讀到，甚至對於孕前階段也有幫助，能改善不孕症的潛在因素。）真正不安全的是各種化學食品添加物，例如包裝食物中的檸檬酸與天然風味劑、無糖汽水中的阿斯巴甜（代糖）、咖啡與紅茶中的咖啡因、某些動物產品中的抗生素，以及許多食物中添加的粗糙有毒鹽分，然而孕婦或哺乳婦女卻時常攝取這些物質。西芹汁是你最不需要擔心的食物。

寵物飲用西芹汁

很多人飲用西芹汁後的感覺很棒，因此想知道是否也能讓寵物飲用。西芹汁對於狗貓很安全，甚至可以跟你說，我會讓自己的狗飲用西芹汁。請諮詢你的獸醫關於特定狗貓的適當飲用量。如果你想讓其他種類的動物飲用西芹汁，也請諮詢獸醫是否合適。

西洋芹過敏

過敏檢驗顯示出對西洋芹敏感，與人對西洋芹立即產生過敏反應，兩者間的差異很大。

食物敏感度測試並不一定準確。當特定食物能幫助你排除毒素與毒物，並且消滅病毒與細菌時，可能會在檢驗時被誤測爲過敏或敏感反應。

西芹汁確實能消滅你體內的病毒與細菌。在此過程中，病毒與細菌細胞會破裂，因此釋放出病原體當中用以提供燃料的物質。病原體燃料來自各種食物，包括你吃下的蛋類、乳製品與麩質，以及過去進入體內的有毒重金屬。使過敏檢驗錯亂的原因，便是由此釋放出來、漂浮在血液中準備排出體外的病毒與細菌食物微粒。西芹汁引起的病原體殺滅作用，也會使神經毒素與皮膚毒素等病毒廢棄物進入血液中，最後排出體外，而這也會影響過敏檢驗結果。食物過敏檢驗仍然處於初期階段，檢驗結果未必準確。這番殺滅作用的結果，可能讓你以爲自己對西芹汁這類食物或藥物產生過敏反應，但其實西芹汁是在清除害菌。

假如你避開西芹汁的唯一原因，是食物過敏檢驗顯示出敏感反應，而不是你確實曾經對西洋芹產生過敏反應，你或許能在長期飲用西芹汁之後改變檢驗結果。同樣的，當某人的肝臟充滿有毒化學物質與病原體時，血液也會含有毒素，使食物敏感度檢驗出現偏差。當你飲用西芹汁時，便能淨化肝臟，並且清除會使食物敏感度與基因突變檢驗產生陽性的病原體，例如ＥＢ病毒、帶狀疱疹病毒、巨細胞病毒、單純疱疹病毒、ＨＨＶ-6、大腸桿菌、鏈球菌與葡萄球菌，因而使未來的檢驗結果更爲準確，或許不再顯示對於西洋芹敏感。我多年來曾見證過許多次，有人持續攝取西芹汁好一陣子，檢驗結果便不再出現過敏反應。

那如果有人對西洋芹或西芹汁產生立即性的過敏反應呢？可能有兩種情形。首先，西芹汁快速殺死消化道、口腔或胃中的大量害菌，甚至是各種有害眞菌，可能因此對身體帶來溫和的衝擊。當此情況發生時，就像我們談過，其實正在經歷病原體殺滅反應，而非對藥草本身過敏。你將在第六章「關於療癒與排毒的解答」讀到關於排毒反應的更多資訊。在這些狀況下，你可以暫時換成純黃瓜汁一陣子（參閱第九章「西芹汁的替代方案」）。雖然黃瓜汁並非西芹汁的替代品，但同樣能淨化肝臟與腸道，至少讓你踏出第一步，並逐漸達到能夠運用西芹汁神奇療效的程度。如果你想要嘗試西芹汁，先少量嘗試，並且在能夠適應後再逐漸增加。也可以偶爾暫停，讓身體喘口氣後再次開始。

另外還有第二種可能性：眞正對西洋芹過敏。地球上有少數人確實如此。如果你對西洋芹的反應太過嚴重，就請避開西洋芹與西芹汁，並改用第九章提供的替代方案。

最後，你或許曾聽過西洋芹對所有人都不好，因爲它是雜交作物，所以對我們並不是天然、健康的食物。如果你擔心這點，請參閱第七章「謠言、疑慮與迷思」，了解雜交（別與基因改造混淆）作物是多麼天然又有益。

間歇性斷食

在斷食期間可以飲用西芹汁嗎？

我並不反對，一切取決於你的目的。就間歇性斷食的情況，通常也不算眞正的斷食，而是限制一天的熱量，或是只在一天當中的特定時段進食。你的身體只有在完整的一天後才會進入斷食模式，亦即在二十四小時中什麼都不吃，只喝水。所謂的「間歇性斷食」應該稱爲「間歇性進食」或「間歇性停止飲食」比較準確，在此過程中，身體並非處於眞正的斷食模式。你可以在間歇性斷食計畫的任何時間飲用西芹汁。（即便你處於眞正的斷食狀態，飲用西芹汁也不會造成傷害。）

請注意，當你飲用西芹汁時，並不等於攝取食物，西芹汁無法提供熱量。當然，裡頭確實有些微熱量，但並不足以讓身體將西芹汁當作熱量來源。請依此制定計畫，別指望西芹汁能爲你提供燃料。

下個階段

本章皆在探討西芹汁如何爲你所用。在此之前，你已經了解西芹汁從何而來、爲什麼堪稱現代草藥，以及如何幫助各種健康問題的患者重拾人生，已然明白西芹汁如此重要的原因何在。接著我們將進入下個階段，探討你該如何讓西芹汁發揮更好的功效。

第五章

西芹汁淨化法

爲了讓西芹汁發揮更大療癒力，你可以額外採取一些簡單的方法，使其成爲一場眞正的體內大掃除。讓我們一樣一樣來。

至少三十天

首先，你需要在每天起床時飲用西芹汁，維持至少一整個月，同時奉行本章的建議至少三十天以上，這點很重要。

我們體內有許多需要解決的問題：腸道內壁有老舊、結塊的腐敗脂肪，以及硬化的蛋白質；遲緩、機能低落的肝臟充滿殺蟲劑、藥物、塑膠、其他石化物質、陳年有毒脂肪，以及病毒與細菌等病原體；從腸道一直通往嘴巴，都沾黏有毒酸性物質；高血毒與高血脂；再加上多數人一直處於慢性脫水的狀態。各種病原體駐留在腸道之中，當然也存在於血液、甲狀腺與其他部位。

別忘了，西芹汁有很多工作必須處理。（如果你想回顧一下西芹汁有多少工作，請翻回上一章的「為什麼是四五〇毫升？」）我們需要讓西芹汁有機會履行各項職責。

額外飲用檸檬水或萊姆水

在這套淨化過程中，每天早晨飲用西芹汁之前，你可以額外在起床後先飲用檸檬水或萊姆水（或純水）。適當飲用量是九百毫升，藉此使肝臟進行早晨的初步淨化作用。

假如你按此規畫，必須確定你在喝水後等待至少十五到二十分鐘，三十分鐘更為理想，之後才開始飲用西芹汁，如此便不會稀釋你體內的西芹汁。記得，若在西芹汁中加水或讓兩者在胃部結合，都會破壞西芹汁的療癒能力。主張西芹汁跟水沒什麼兩樣的錯誤資訊並不正確。西芹汁跟水彼此並不協調。這兩種液體的差異，可不只是兩個世界相互撞擊這麼簡單。如果你在飲用西芹汁後立刻喝下檸檬水，將會消除西芹汁的功效，反之亦然。即便只是一杯純水，假如不將其與西芹汁隔離，依然會在體內與之相互牴觸。只要你在飲用西芹汁前先喝了水，就要等待十五至三十分鐘，讓水通過身體後再喝西芹汁。

空腹飲用四五〇毫升的西芹汁

如果這是你初次飲用西芹汁，不一定要直接從四五〇毫升開始。你可以先從一一〇到二三〇毫升開始，再每天逐漸增加，直到能夠飲用完整分量。

再次記得，如果你只是每天單獨食用西洋芹、將西洋芹加入蔬果昔中，或是飲用含有西洋芹作為其中一種食材的精力湯，無法獲得你所期望的效果。我們一直談到四五〇毫升純粹、新鮮又無添加的西芹汁，這便是所謂越簡單的越好。

最近幾乎每天都會耳聞關於如何使用西芹汁的錯誤資訊，小心別被誤導。你會發現這些人試圖將西芹汁與其他物質混合，像是西芹渣、蛋白粉、膠原蛋白、薑黃或卡宴辣椒粉等香料、冰塊或蔬果汁。這些不實消息雖然聽來聳動又看似合理，最終卻只會傷害最需要療癒的患者。當你飲用西芹汁，無論是否在進行這套淨化課程，必然只能空腹飲用純粹的無添加西芹汁，而不是西芹蘋果汁、西芹羽衣甘藍汁、西芹菠菜汁或任何其他組合。一定要全然單純。

記得吃早餐

飲用西芹汁後至少十五到二十分鐘——三十分鐘後更為理想——就該吃點早餐了。

西芹汁只是藥飲，並非熱量來源，所以你需要一些燃料來度過整個早上。新鮮水果或果昔是最佳選擇，重金屬排毒蔬果昔（參閱第八章的食譜）便是很棒的早餐。水煮燕麥（以水代替乳製品）無論是否搭配水果，也都是很好的選擇。

有一種水果恐懼症，讓不少人嚇得不敢食用這種地球上最健康的食物，如果你也因此對水果有所疑慮，請多加考究。健康不良的禍首並不是水果，正好相反。不要害怕蘋果、覆盆子、草莓、藍莓、木瓜、芒果、瓜類、香蕉、柳橙或其他各種水果。為了釐清疑慮，請參閱《醫療靈媒》書中的「水果恐懼症」，以及《醫療靈媒‧改變生命的食物》中關於水果的完整篇章。

無脂早晨

無論你在早上決定吃什麼，請確定其中不含基礎脂肪。假如在此時間點攝取以脂肪表現熱量來源的食物（包括堅果、花生醬、種子、油脂、椰子、蛋、堅果乳、豆乳、牛奶、奶油、鮮奶油、乳酪、優格、其他乳製品、雞肉、魚肉、魚油膠囊、培根、香腸、火腿），將會抑制你的療癒作用。（如果你上晚班，就把「早晨」替換成你在下午或晚上起床後的幾個小時。在一天的行程中，先飲用西芹汁，並且無論你的「中午」是幾點，記得午餐要同樣攝取不含基礎脂肪的食物。）

每當你吃下或喝下基礎脂肪，你的肝臟便會切換模式，開始製造大量膽汁，並送往腸道，以幫助消化與分解脂肪。此外，你的肝臟必須將透過血液送來的脂肪加工，也要儲存某些脂肪，避免心臟受到過高的血脂轟炸。這些作用都會阻礙身體自然的早晨淨化狀態。

即便你的肝臟虛弱，當你將任何脂肪吞進胃裡，肝臟便會自我過勞，只為了輸送膽汁來幫助你。無論膽汁是否減少，肝臟所釋放的任何膽汁同樣會妨礙西芹汁對你的功效。此外，當肝臟處於這種虛弱狀態被迫製造膽汁，會產生肝熱，而肝熱會削弱西芹汁的酵素，進而使西芹汁的療癒力減弱。肝熱也會迫使身體將血液從四肢灌進消化道，聚集而來的血液試圖消滅存在消化道內壁血管中的病原體，便會稀釋了西芹汁的鈉簇鹽。

再者，假如你的肝臟被迫在早上釋放出大量膽汁，膽汁便會稀釋西芹汁中的鈉簇鹽、消化酵素與植物激素，但它們正在你的腸道與身體各處克盡職責。空腹飲用不含脂肪的西芹汁，並在飲用後幾小時內維持無脂狀態，能使鈉簇鹽有空間吞噬並溶解腸道中的病原體、有毒酸性與黏液，以及消化道內壁上腐敗、硬化、結塊的老舊脂肪與蛋白質——也就是引發小腸細菌過度增生、憩室炎、麩質過敏症、結腸炎、脹氣與便祕的成因。若早晨飲食中具有脂肪，西芹汁便會失去消滅害菌、增強胃酸促進消化以及修復肝臟的機會。一旦膽汁開始大量灌流，腸道的焦點將變成利用膽汁分解目前攝取的脂肪。如果基礎脂肪不存在，西芹汁就能開始運作。

當人們把西芹汁與酪梨、蛋白粉（甚至豌豆蛋白或米蛋白）、膠原蛋白或任何類似物質混合，同樣會迫使肝臟在早晨分泌額外的膽汁，進而使西芹汁的鈉簇鹽無法解決整條消化道過去所受的損害。若在飲用西芹汁後立刻攝取脂肪或蛋白質，也會造成相同影響。爲了讓你的西芹汁有機會履行所有職責，至少在午餐時間前都要遠離基礎脂肪，並補充具有滋養、強化功能的水果，也可依喜好搭配葉菜類。燕麥也是另一種方便的選項。等到早晨稍晚吃些清蒸馬鈴薯、番薯或冬南瓜，也能滿足需求。記得避開堅果、種子、堅果奶油、油脂、酪梨或動物性蛋白質。

避開有疑慮的食物

至少在這三十天中試著避開下列食物，你可以在《醫療靈媒》系列書籍發現更多資訊，了解這些食物爲什麼無法幫助療癒：

- 乳類、乳酪、奶油、乳清蛋白粉、優格，以及其他所有乳製品
- 蛋類
- 麩質
- 玉米
- 黃豆
- 豬肉產品
- 營養酵母
- 芥花籽油
- 天然風味劑
- 醋
- 發酵食品

重點摘要

來吧，淨化法的完整步驟如下，至少在三十天內：

- 可選擇性實行：起床後飲用九百毫升的檸檬水或萊姆水，並等待十五分鐘。
- 每天早上空腹飲用西芹汁（目標四五〇毫升），並等待十五至三十分鐘。
- 接著再享用無脂早餐（理想選擇包括水果、果昔，例如第八章的重金屬排毒蔬果昔、水煮燕麥）。
- 避免攝取基礎脂肪（包括乳類、乳酪、奶油、蛋類、油脂、花生醬等），至少維持到午餐時間。
- 整天隨時補充水分。
- 在三十天內完全避免攝取有問題的食物。

你會發現感覺好極了，甚至想在三十天後繼續實行。慢性健康問題患者通常要超過一個月才會有所改善，因為他們需要療癒與修復的問題比較多。我們將在下一章「關於療癒與排毒的解答」進一步探討療癒的時間性。

如果你想尋求更進階、更顯著的療癒，請參閱第八章「更多的療癒指引」，可以找到從《醫療靈媒》系列中摘錄的重要建議。在我的《醫療靈媒．甲狀腺揭密》與《肝臟救星》著作中，你也可以發現運用西芹汁的全面性淨化課程。正因為西芹汁與這套淨化法如此強大，若你能將西芹汁的力量與其他同宗同源的療癒課程結合，必定所向披靡。

如果你在這套淨化課程期間，某天發現無法取得西洋芹或西芹汁怎麼辦？生活中總會遇到突發狀況，你無法控制幾百公里外是不是有暴風侵襲，暫時影響了當地攤商的西洋芹供給，或是哪間果汁店缺貨了。在這類情形下，請參閱第九章「西芹汁的替代方案」，好讓自己克服阻礙。假如你也是少數完全無法飲用西芹汁的人，這一章也能夠幫上忙。對於你的淨化課程，可以從替代選擇清單選出其中一種，當作西芹汁來飲用，並同時遵循本章中的其他指引。

但如果你可以喝西芹汁，那就喝吧。如果有需要，可以事先計畫並從當地攤商一次購足整個星期的西洋芹分量。尋找你所在地區備有囤貨的商家，如此當你常去的商家缺貨時，便能派上用場。如果你準備旅行，可以先行搜尋當地的果汁店，或甚至考慮自行攜帶榨汁機。你付出的心力必將有所回報。

最後，隨著你執行淨化課程，可能會在身體排毒時短暫出現某些症狀。別失去信心，這是自然現象，我們也會在下一章談到可能出現的反應與其背後意義。

雖然西芹汁淨化法看似基本又簡單，但別讓簡單的表象給騙了，這可不是小學三年級的美式螞蟻上樹小點心（編注：美國學童常吃的自製西洋芹點心。將西洋芹切成適當長度大小，塗上花生醬，再放上象徵螞蟻的葡萄乾即完成）。西芹汁是草藥，而且你每天都大量飲用。不要只著眼於它的力量，慎重看待你手中這杯草藥滋補液的含義。對其本質抱持尊崇與敬意，別被心中的認知所動搖，也別被多年來對於西洋芹的忽視給矇蔽。

隨時記得西芹汁對許多人的貢獻，記得他們的不適、症狀與疾病，想想眾人逆轉磨難、痛苦與病症的真摯故事，以及迎來康復喜悅時的敬畏之情。你或許很快就能審視自己的療癒故事——過去經歷了什麼，又是如何走到這一步。你可能也希望大家聆聽並重視你的建言，藉此將這份訊息流傳下去，幫助其他人獲得療癒。

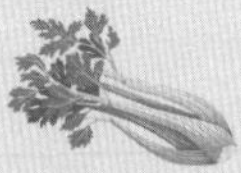

慎重看待你手中這杯草藥滋補液的含義。
對其本質抱持尊崇與敬意。

——安東尼・威廉，醫療靈媒

第六章
關於療癒與排毒的解答

飲用西芹汁多久後會感到有所改善？答案因人而異。你的飲用量是多少？是否空腹飲用？每天都喝嗎？除了西芹汁以外還做了什麼？是否加入《醫療靈媒》的其他療癒建議？這些細項都會影響改善的時間長短。

有些人喝三天就見效，有些人要等上一、兩星期才有成效。我曾見過許多人才喝一天就有效果。第一種改變可能是沉著或平靜的感受、焦慮感降低或變得精力充沛。原因在於西芹汁的電解質能讓人心情煥然一新。許多人因爲西芹汁的消化酵素，很快便感受到消化改善，排泄也變得順暢。如果你在幾個星期後仍然不見好轉，這也很正常。每個人因西芹汁而改善的健康狀況各有不同，所以需要的時間也不一樣。

有時會有人問到，需要持續飲用西芹汁多久才夠。答案是我們永遠不該爲飲用西芹汁的習慣設下期限。你打算在人生中穿多久的襪子？你夢想能買下的房子——你想住在裡面多久？你想跟靈魂伴侶一起生活多久？你希望最鍾愛的往日時光能夠維持到多久的將來？到海邊玩、划船、打網球、唱卡拉OK——你打算某天要戒掉這些樂事嗎？你人生中的某些環節——在情感上、身體上、精神上、心理上對我們有所助益的時光——我們永遠不想放手，而西芹汁也該是其中之一。它並非你服用一個月後就再也不吃的維生素，而是你對於此生表達珍視的長久熱情。

並不是說你在生命中接下來的每一天，都要跟榨汁機綁在一起。在照料自己與嚴守正軌的路上，總會遇到插曲，榨汁機可能會壞；街角的果汁吧可能會倒；你的工作地點可能遷移至遠離最優質西洋芹商的地方；你可能因某個企畫而忙到焦頭爛額；你可能要旅行到無法取得西洋芹或西芹汁的地區。這跟我們與其他重要喜好及人際關係可能會遇到的處境一樣，有時我們必須分開一陣子，但不要緊，只要記得我們總有一天會回來，如同對待我們在生命中喜愛的其他事物一樣。

假如你無法接受這種答案，因爲你想要明確的界定與指引，或者你只想嘗試西芹汁一段時間，那麼請你嘗試每天空腹飲用西芹汁，並且維持一個月。如果仍然完全無法紓緩症狀，就請參閱其他《醫療靈媒》系列書籍，尋求其他能與西芹汁搭配的工具，並持續進行到有所改善爲止。

長期保持飲用西芹汁安全嗎？先讓我們想想「安全」的意義：不受傷害。再想想比較可能導致傷害的原因：飲用有藥效的飲料，獲得在日常生活中對抗病原體與毒物的保護，或是不尋求這般保護？西芹汁的目的在於長期維護你的安全——更遠勝於安全。你喝得越努力，西芹汁就越能幫助你。

關鍵的療癒因子

若你覺得看不見西芹汁帶來任何效果，我們需要多加仔細研究一番。你開始飲用時的病症有多嚴重？是否長期以來都因爲慢性病而服用藥物？是否仍在攝取第八章「更多的療癒指引」當中提到的，會餵養病症而非改善病症的有疑慮的食物？有些人的健康問題相當嚴重，一天需要飲用兩次四五〇毫升的西芹汁，或是在早晨飲用九百毫升。

如果你想在早晨嘗試九百毫升以上的飲用量，並不需要在五分鐘甚至十分鐘內大口喝光。每個人喝飲料的速度都不同，有些人喜歡緩慢、仔細啜飲；有些人如果在工作時啜飲便會分心；有些人喜歡隨身攜帶。只要在合理範圍內，較大分量的西芹汁可以慢慢享用。理想情況是在一小時內喝完。如果你喝得太久，整個早上偶爾才喝幾口，中間還一邊進食，將會干擾西芹汁的療癒效果。如果你整個早上偶爾才喝幾口，而且什麼都沒吃，可能會感到頭暈或易怒，因爲你長達幾個小時都並未獲取足夠的熱量。

西芹汁可能每天都帶來不同的感受。有些人剛開始飲用西芹汁時會出現排毒症狀，也就是療癒反應。有時他們會見證神奇的療癒功效。你可能有時候感覺很棒，有時候又仍覺得痛苦或掙扎。別將效果停滯期誤解成西芹汁辜負了你，在整體過程中，你仍將有所進展。

假如你在任何層面都感受不到差異，這並不表示西芹汁沒有效了。西芹汁看似沒有「作用」的某一天，或許是西芹汁正忙著清理你肝臟中的廢物、補充全身細胞、重建免疫系統、幫助改善腎臟、導正內分泌系統並修復你的消化道，而你可能在當週、當月或甚至當年稍晚，才會感受到排毒作用的療癒效果。只要花時間認眞投入，當西芹汁要解決的問題越來越少，即將迎來的好日子也就越來越多。

你開始飲用西芹汁時的肝臟健康狀態，大幅影響了改善所需的時間。你的飲食方式也一樣。很多人常不自覺採取高脂飲食習慣——只看見其中的高蛋白質含量，卻不知道持續攝取的高脂肪含量正在侵蝕自己的健康。正如我在《肝臟救星》一書中所提到，高蛋白飲食也是高脂飲食，即便我們談的是酪梨、種子、堅果醬、橄欖、橄欖油與精瘦的草飼放養肉也一樣。各種好壞脂肪攝取過量時，都會使血液充滿脂肪而變得濃稠，也代表無法輕易把毒素清出體外，更無法有效輸送養分。如此將不利於西芹汁爲你帶來的效果，以及帶來改善的速度。當然還是有幫助，但許多助力都會被挪用於處理身體當下面臨的困境。理想的情況是，你也想讓身體從高脂食物與其他有害物質攻擊下喘口氣，使西芹汁能解決並修復拖慢你腳步的老問題。

每個人體內的毒素、毒物與病原體含量都不同。有些人在肝臟中具有多種病毒，例如

EB病毒、HHV－6與單純疱疹病毒；有些人的肝臟與消化道中存在像是鏈球菌與大腸桿菌等菌叢；有些人多年來都在對抗衣原體；有些人的葡萄球菌含量較高；有些人小腸道的十二指腸中，存在未經診出的幽門桿菌；有些人的有毒重金屬含量較高，例如汞、銅、鋁、鎳、鎘、鉛或鋇；有些人因為頻繁搭機旅行、大量牙醫工作、X光或電腦斷層掃描而接觸大量輻射；有些人的肝臟存在世代遺傳下來的舊型DDT；有些人的消化系統含有居家附近或公園噴灑的驅蟲藥或其他殺蟲劑；有些人則同時具有上述所有情形。（如果你對於導致自身症狀或疾病的原因感到困惑，詳閱《醫療靈媒》系列能讓你明白真正的病因何在。例如對數百萬自體免疫疾病患者而言，根源其實是大量的病毒，所以必須了解如何直接解決潛在的病因。若無此番認知，很可能意外餵養了存在你體內的病毒或細菌。）

西芹汁好比大掃除服務，詢問要多久才能打掃乾淨，就像要求打掃人員在尚未看見門後有多髒亂之前，先行評估打掃時間。大掃除的地點是不是整齊乾淨的辦公室，只需要清掉幾個垃圾桶、稍微吸過地板，再擦拭小廚房的流理枱就好？或者是要清理小孩生日派對過後的殘局，有拆散成堆的禮物包裝、地毯上到處都黏答答，還有蛋糕抹在牆上？你的身體就像毒素與病原體的釀酒槽，需要多久才能獲得改善，取決於體內醞釀已久的痛苦程度。西芹汁在情緒層面也會發揮作用，而把你經歷疾病、困頓或難關時所累積的情緒問題加起來，西芹汁顯然還有得忙，我們得多給它一些機會。

我曾見過某些人飲用西芹汁長達一年後，才開始在各個不同層面奇蹟似地開始療癒。我們也遇過某些人一直到半途而廢的那一刻，才體會到飲用西芹汁帶來多強大的療癒效果。我們很多人都太過忙碌，以至於無法全然留心與察覺，非得等到停止飲用西芹汁，才發現它的幫助有多大。有些人甚至不了解西芹汁是種解藥，總會因爲各種理由停止飲用，等到出現症狀時再向醫師尋求建議，卻沒想到再次飲用西芹汁就能讓自己走回療癒之路。

在許多案例中，例如胃酸逆流，飲用西芹汁後不久便會緩解問題，但你可以繼續飲用。在解決目前的健康問題後，你該考慮繼續飲用西芹汁的原因在於：別再讓其他因素引起別的健康問題。我們的生命持續暴露在危害之下，我們的水中有汙染物；我們會透過鋁箔紙、鋁罐、在餐廳使用成天刮著銅盤或鋼盤底部的餐具，而接觸到有毒重金屬；病毒與細菌從四面八方朝我們襲來；各種病原體與汙染物在我們不知情、不允許的情況下，持續侵襲我們的生命。如果你以爲自己從未接觸菌株或病毒，或是未曾在任何時候呼吸到劣質空氣，我必須很遺憾地說，你錯了。（對於我們每天所接觸的汙染物，可以在《肝臟救星》中的「肝臟麻煩製造者」章節中獲得初步資訊。）這些接觸來源，尤其當與你的身體相互結合時，就可能在短時間內引起健康問題。如果你在治好胃酸逆流或其他症狀後繼續飲用西芹汁，便可以保護自己不受未來的問題所影響。

別錯怪代罪羔羊

西芹汁很容易背黑鍋，別讓自己被矇蔽了。換言之，假如醫生或其他治療師在治療過程中，試圖把問題怪罪於你飲用西芹汁，必須謹慎看待。

療癒可能需要花點時間。雖然有些症狀可能在你開始飲用西芹汁後迅速改善，但其他症狀可能需要多點時間才能緩解，因爲病根可能是汞跟鋁等有毒重金屬，或是像EB病毒與帶狀疱疹等病原體，而且藏在肝臟、甲狀腺與身體其他部位的深處，所以需要更徹底的淨化。更不用說有些人在飲用西芹汁時，仍然在攝取有疑慮的食物，或是從事影響西芹汁功效的其他行爲。因此，假如你剛開始採取西芹汁淨化法，或你在飲用西芹汁後吃了蛋跟培根，並且在出現任何慢性症狀時向醫生求診，可能會聽見「你覺得不舒服，是因爲你喝了西芹汁」的答案。

這是出自善意的結論。慢性症狀與疾病對於醫學研究與科學界而言是難解之謎，所以醫學界總會探究背後可能的成因，想藉此幫助患者。許多醫療執業者對於能使患者改善的非傳統解藥抱持開放心態。

也有許多人把西芹汁當作荒謬與混亂的來源。西芹汁直到近年來才受到大衆矚目，所以看似新奇、使人不安，甚至有點詭異。然而，西芹汁並非慢性健康問題的解答，而是如何治療慢性健康問題的解答。別讓西芹汁背了黑鍋，成為讓人類生病的有害根源。別因為對西芹汁理解不足而錯失能使你康復、甚至救你一命的解藥。

療癒反應

接下來談談某些飲用西芹汁時最常見的療癒反應，好讓你理解背後的原理所在。你不一定會經歷這些排毒跡象，也沒關係，這表示或許你體內的淨化工作比較少。即便你沒有感覺，但仍然在進行排毒作業。

有時候很難區分療癒反應與其他來源所導致的症狀。舉例而言，假如在飲用西芹汁的幾個月內一切正常，但某天你卻突然感到極度噁心，這到底是療癒反應或是胃部突然有毛病？正確解答：胃部突然有毛病。你可以從症狀發生的時間獲得線索。西芹汁的療癒反應比較常發生在初次飲用時，而且反應程度處於輕微至無法察覺之間。

療癒反應也是暫時性反應。如果在每天空腹飲用四五〇毫升西芹汁一個月後，你的問題完全沒有任何改善，表示這可能是潛在疾病的症狀，並非西芹汁的療癒反應。可以參閱第三章並研讀其他《醫療靈媒》系列書籍，了解更多關於慢性病問題的成因，藉此使你更能妥善運用療癒工具，有些療癒工具將在第八章「更多的療癒指引」加以探討。單靠西芹汁本身並無法解決所有問題，有時還需要其他支援。

西芹汁在你尚未適應四五〇毫升的飲用量時，可能會引起劇烈的淨化效果，沒關係，可以先從一一〇毫升、一七〇毫升或二二〇毫升開始，再逐漸增加飲用量。即使中途停止後重新開始也沒問題，也可以暫時休息一段時間。飲用西芹汁是一段長期規畫。

記得：無論你是否情緒起伏不定、疲憊不堪或是精力充沛、心存疑慮或是懷抱希望，西芹汁永遠對你有效。持續飲用並堅持不懈，西芹汁不會讓你原地踏步，必定會拉你一把。

讓我們聊聊開始飲用西芹汁時可能產生的療癒反應，了解你的身體如何獲得改善，有助於讓你堅持下去。

胃酸逆流

當我們經歷短暫的胃酸逆流，是因爲西芹汁正在消滅細菌並排出毒素。腸道有時會充滿危險的眞菌、病原體，以及黏附在腸壁上的腐敗脂肪塊，裡頭可能還有腐敗蛋白質。十二指腸前還有個小突起結構，也可能被淤泥所覆蓋。當你還年輕時，或許還不存在這些淤泥；當你年長後，殘餘物質的堆積可能會壓垮這突起結構，使某些在飲食中過量攝取動物產品（甚至包括看似較「清淡」的選擇，例如蛋類、魚肉與乳製品）的人，在此部位形成缺口。當過量殘餘物質重壓在此缺口上，便會在胃底部形成小囊袋，進而累積老舊的腐敗物質。

你喝下的西芹汁沿著消化道流過，其中的酵素開始襲擊由各種有害物質構成的黏液，鈉簇鹽也開始攻擊老舊與腐敗的脂肪、毒素、細菌、病毒與眞菌，將它們加以分解、消滅。西芹汁也會清潔位於十二指腸入口、形成老舊淤泥囊袋的小突起結構。因此，體內展開一場小型爆炸。胃酸逆流可能是由西芹汁的大規模淨化作用帶來的爆炸性殺滅效果所引起。（甚至可能引起立即性的腹瀉。）一旦你度過此階段，便會感受到巨大的療癒效益。

脹氣

西芹汁大多時候能夠紓緩脹氣，而不會引起脹氣。如果某人肝臟的毒素、遲緩與機能低落達到一定程度，而且腸道內的害菌量也過高時，就可能在西芹汁消滅害菌並活化肝臟的過程中產生脹氣。在飲用較大量西芹汁進行更深層淨化作用時，最容易發生脹氣。然而脹氣患者通常在不久後就能感受到西芹汁開始紓緩脹氣問題。

體臭

西芹汁常見的療癒反應是體臭增加，這種臭味可能產生在皮膚的任何部位，不只是在腋下。體臭的部分原因來自遲緩、機能低落的肝臟，每個人或多或少都有這種問題；當肝臟接收西芹汁的成分，便會釋放增量的毒素到皮膚表面。西芹汁也會驅散小腸與結腸中，由腐敗蛋白質與未消化脂肪產生的氨。隨著西芹汁流經消化道與淋巴系統，可以沖洗並排出大量毒物與毒素。同時，西芹汁也會驅散其他器官在壓力環境中所接收並留存的腎上腺素囊袋，而這種老舊腎上腺素也會浮上皮膚表面。這些作用都會造成不同程度的體臭增加。當某人利用西芹汁變得更加健康，所散發的體臭將會越來越淡。西芹汁甚至可以讓患者徹底好轉，使體臭減少或甚至完全消失。

涼意或發冷

西芹汁對於身體有正面的冷卻效果。當你喝下時，便會近乎瞬間地將養分與植物性化合物灌注到細胞與器官之中。你的身體接收了足以帶來片刻緩解的成分。這種冷靜效果有冷卻的作用，因爲你的身體不需要再過度運作或奮力掙扎。當此作用發生時，你會感覺到有些涼意，這代表西芹汁滋養體內所有細胞所帶來的療癒效果。如果可以就抓條被單在沙發上蜷縮一會兒，好在西芹汁進行療癒時讓自己暖和一點。

你可能在飲用西芹汁時感到些許涼意的另一個原因，是西芹汁淨化腸道毒物與毒素時造成的立即性排毒反應。當有害物質受到中和，並進入血液準備排出，便會使人稍微發冷。

最後，多數人的肝臟都因爲失衡與遲緩，而在運作時產生極高溫度。西芹汁能立即使肝臟冷卻，這也會造成體溫的波動。

便祕

西芹汁並不會導致便祕。假如你排便不順，應該研究其他可能導致便祕的原因。在你開始飲用西芹汁時，是否已經有便祕情形？你是否在攝取第八章所列出的有疑慮的食物？你是否正經歷情感上的考驗，因而使得腸道糾結？隨著時間經過，西芹汁會減少腸道內可能發生的慢性或急性發炎，藉此改善便祕。腸道發炎可能使蠕動作用減緩，因而引發便祕，西芹汁可以改善這點。

皮膚乾燥

如果你正在飲用西芹汁，並發現皮膚乾燥問題，先想想幾個問題：皮膚已前曾經乾燥過嗎？現在天氣如何，是不是很冷，或是你長時間接觸乾燥的室內熱源？你是否用含有氯的水洗澡？你的飲食是否有任何改變，因而導致皮膚乾燥？別忘了，飲食帶來的影響要過些時候才會表現在皮膚上，所以別只侷限在這幾天，而是過去幾個月的飲食是否有所改變？如果你的皮膚乾燥沒有其他原因——這是初次發生、與室內及室外環境無關、你並未局部使用或接觸任何物品、幾個月來的飲食都很穩定——那皮膚乾燥可能是由於西芹汁淨化肝臟所引起。若肝臟充滿石化物質、溶劑、汽油、香水、古龍水、殺蟲劑、除草劑、殺眞菌劑、有毒重金屬、過去的藥物，以及無法檢出的病毒與其他病原體，就會在你飲用西芹汁時展開解毒作用。許多毒素可能浮上皮膚並表現在身體上，進而造成暫時性皮膚乾燥，直到肝臟有所改善爲止。在長期飲用西芹汁過後，便能使皮膚健康更勝以往。

頭痛與偏頭痛

有此症狀時，第一步也是先想想過去是否曾經歷相同症狀。頭痛是不是很常發生，時好時壞？如果是的話，雖然西芹汁並不是疼痛的根源，但可能因此激發出疼痛感。你頻繁的偏頭痛很可能是由有毒重金屬、輕度病毒或細菌感染，抑或是肝臟毒素含量過高所引起。當採取像西芹汁這般療癒力量，便可能激起你經常發生的症狀，因爲西芹汁正將有害物質排出你的體外。例如，倘若你對偏頭痛本來就很敏感，當西芹汁消滅體內的害菌時，就可能再次引發偏頭痛。然而你將會朝正確的方向前進，透過療癒使你不適的原因，例如改善運作遲緩的肝臟、減少有機重金屬含量或病毒及細菌感染，便能夠使你擺脫症狀。

如果你從未經歷頭痛或偏頭痛，但在開始飲用西芹汁後第一次發作，西芹汁仍然不是原因所在，你只是剛好在今天喝了西芹汁，而由於以前未曾嘗試過，西芹汁自然背了黑鍋。想想可能導致你頭痛的有疑慮食物。在花草茶包中僞裝成「天然風味劑」的味精可能是幕後黑手；一杯咖啡因過高的咖啡也有嫌疑；脫水也是一大因子。可能引發頭痛或偏頭痛的因素太多了，但絕不包含西芹汁在內。等你哪天避開了脫水、食品添加物以及平常少吃的食物後，再重新試試西芹汁。

情緒變化

易怒、挫折、不安：在西芹汁使你皮膚容光煥發、讓你精力充沛並擺脫痛楚與疼痛時體驗到這些情緒，可能讓人有些難堪。別擔心，如果你在飲用西芹汁後，即便產生各種神奇療效，卻還是感到有點失落、憂鬱或悶悶不樂，這是正常、暫時性的療癒反應。你可能正經歷消滅病毒、細菌，以及淨化毒物所帶來的排毒效果。你也可能也會產生排毒時的情緒反應——通常會在排除有害物質時一併發生。隨著你繼續療癒，情緒也會隨之振作起來。

人將西芹汁當作代餐，也可能導致喜怒無常。原因之一，長時間未進食會致使血糖降低。再者，早上只喝西芹汁，會引起更快速也更不穩定的排毒作用——不建議如此——而且淨化的速度增快也會使人脾氣暴躁。記得：你在早晨飲用西芹汁後，等待至少十五到二十分鐘（三十分鐘更爲理想），就應該補充像水果這類能幫助療癒的熱量。（同時記得：別害怕水果！）

口舌的感覺

我們在飲用西芹汁時，可能在舌頭或嘴巴某個部位產生不同感覺，其中包括奇怪的感受、刺痛感、些微麻木或灼熱感，可能發生在整體部位，也可能在牙齦或舌尖的特定位置。這代表口中的細菌或毒素含量較高，以及／或者來自腸道中腐敗食物所產生的氨氣，在排出時向上滲過食道，導致口中的氨含量上升。當你喝下西芹汁，其中的鈉簇鹽便會衝擊這些不速之客，正是這種作用引起口腔的刺痛與刺激感，甚至當喉嚨存在細菌時也會有相同感覺。

假如西芹汁使你感到金屬味或其他奇怪的滋味，而且過去未曾有過相同味覺時，代表正在經歷排毒反應，亦即西芹汁進入你的肝臟，並且開始清理各種有害物質——從殺蟲劑、除草劑、殺眞菌劑、石化物質，一直到溶劑與有毒重金屬。

西芹汁也能將重金屬氧化物質排出身體器官與組織。有些人的腸道中含有重金屬，在此情況下，西芹汁有助於結合重金屬，再從體內將其驅逐出境。

這些作用都可能影響味覺，無論是金屬味或其他少見的味道，都取決於患者體內所醞釀的特定毒素而有所不同。

噁心與嘔吐

飲用西芹汁後的輕微噁心感，可能代表較輕度的病原體殺滅與排毒反應。

如果你在飲用後發生嘔吐，很可能是因爲接觸與西芹汁無關的因素所引起。全球有數百萬人飲用西芹汁，其中少數人可能正好發生食物中毒、罹患腸胃型流感或接觸有毒物質——代表有少數人會恰巧在飲用西芹汁的同一天發生嘔吐。因爲西芹汁看似怪誕，所以很容易背黑鍋。

如果你是極少數完全健康的人——腸胃不敏感、沒有害菌、未曾接觸化學物質——卻在飲用西芹汁後立即嘔吐，那可能是因爲使用了較濃烈、帶苦味的西洋芹，所引起的嘔吐反射。尤其是從當地農場或農夫市集購得，抑或是自家種植而來，西芹葉旺盛如孔雀開屏般的西洋芹。如果你用來榨汁的西芹葉分量大過西芹莖（正如我在第四章提過，不建議如此），便可能榨出澀味強烈的西芹汁；若你比較敏感，裡頭的生物鹼就會引起嘔吐反應。

更罕見的狀況是，你的十二指腸中存在不該出現的大量酸性、細菌或其他微生物（例如未經檢出的幽門桿菌），而西芹汁引起立即性的殺滅作用，我稱爲過激殺滅：大量細菌或其他病毒同時爆發，可能使迷走神經錯亂，進而引起嘔吐。這種情形非常少見，人體必須存在足夠大量的細菌，而且也要有相當程度的敏感，才會引起如此反應。

皮疹、搔癢或痘痘爆發

如果確實是由西芹汁引起的獨立反應——你並未因爲嘗試新的咖啡、初次食用某種發酵食品、接觸鄰居院子飄過來的殺蟲劑、穿了還沒洗過的新衣服或其他類似原因——應該先確定你所購買西芹汁的飲料店，是否曾在清洗蔬果時加入少許的氯或漂白水。許多天然食品店與果汁店都會這麼做，而這對健康可不是好事，所以必定要詢問你的西芹汁是如何製作，如果有這種做法就換一家店。此外，假如你光顧的果汁吧是使用傳統農法的西洋芹，而不是有機作物，那還不如購買傳統種植的西洋芹自己榨汁（假如無法取得有機作物，或只負擔得起傳統農法作物），如此至少能確保有徹底洗淨，以避免接觸任何殺蟲劑。

假如你已經排除上述所有可能，而且也未曾接觸任何新的、刺激性的、可能引起皮疹、搔癢或痘痘爆發的事物，那就表示你的肝臟中堆積了大量的有害物質，西芹汁正克盡職責地淨化。有害物質可能包含病毒廢棄物，例如副產物、神經毒素與皮膚毒素，而皮膚毒素穿透皮膚時便會影響皮膚。西芹汁的鈉簇鹽也會抵達眞皮，幫助皮膚中和與排除毒物。

口渴

如果你在飲用西芹汁後感到顯著口渴，是因爲西芹汁正在淨化、消除並排除血液中的毒物。請謹愼選擇你用來解渴的液體。可以參考最後一章的選項，例如檸檬水與薑汁水，在喝完西芹汁並讓身體有時間處理過後再行飲用。

體重減輕

並不是每個人都想要減重。如果你的體重已經處於理想狀態或是體重過輕，並不用擔心西芹汁會讓你損失身體質量。西芹汁能幫助過重人士減輕體重機上的數字，是因爲讓他們的肝臟變得更健康。健康的肝臟有助於維持均衡；無論朝哪個方向，都能使你達到所需要的目標。如果你的體重過輕，肝臟又不健康，西芹汁並不會讓體重繼續下降。

西芹汁唯一會讓你意外減輕體重的情況，是你使用西芹汁作爲熱量來源與代餐。如果這麼做，等於用西芹汁當中寥寥無幾的熱量來取代正常餐點的數百卡路里，在長期缺乏熱量下，便會使容易減重之人繼續減輕體重。別忘了，西芹汁是藥物，不是食物。別因爲將西芹汁當作點心或餐點的替代品，反而使自己缺乏所需的熱量。

你的療癒故事

曾有人用某個論點來詆毀西芹汁，表示在生活中飲用西芹汁之人所提供的大量療癒故事，只不過是對其功效的傳聞證據罷了。那對於目前因爲西芹汁而逐漸改善的人呢？把西芹汁嗤爲鄉里傳聞的人並不了解，這麼做等於否定了大家的故事，否定了數百萬人的療癒見證，更是輕蔑曾經罹患慢性病的患者。有如在宣稱他們對於患病的認知、爲了康復不惜嘗試一切的決心，以及最終透過西芹汁獲得解脫的經歷，某種程度上全都不值得相信。

別讓這番輕蔑動搖你對於自身療癒過程的信心。有些人只是開始飲用西芹汁，並沒有採取其他改變，就覺得有所改善。對其他人而言，西芹汁可以幫助改善到一定程度，但他們還需要採取更多療癒資訊，才能讓健康更進一步。無論你屬於哪一種，都必須了解你的症狀相當真實，並非憑空想像而來，這不是你的錯、更不是由於壞念頭所招引而致，你也不需要受此懲罰。就如你在第三章「緩解你的症狀與不適」所讀到，健康問題的背後，都有來自我們所居住這複雜世界的生理學因素。

同時也要了解，當你飲用西芹汁後開始感到的改善再真實不過。別讓「傳聞」的餘音動搖你對康復的信心。你才是自己的健康專家，你的療癒故事具有重大意義，遠超乎你的想像。保持堅強，其他人正等待聆聽你的故事，並藉此發現這種改變生命的藥物。

第七章
謠言、疑慮與迷思

受健康問題折磨的人，純粹的內心總是充滿善念。他們了解受苦是什麼滋味。隨著不斷地探尋解藥，他們有時會覺得醫藥科學或醫學界讓自己失望。西芹汁與他們誠摯又純粹的內心全然匹配。西芹汁無關乎蔚爲流行的精力湯風潮——它是超然的存在，是來自天堂、來自上帝的恩典。你也可以換個角度想，它是來自宇宙的贈禮、來自大地之母的餽贈。

不了解在生命中受到折磨有多痛苦的人，可能會取笑西芹汁。如果某人只經歷過短暫的輕微症狀，西芹汁看起來或許只是另一種流行風潮。別把玩笑話聽進去。在某種程度上，拿西芹汁開玩笑好比在取笑受健康所苦之人，將這種良方從需要的人手中奪走。正如我們在上一章最後所說，這是在輕蔑越來越多因爲西芹汁而康復的人，好像在告訴他們，「你們根本沒病得那麼嚴重，只是沒找到安全又天然的方法來恢復健康。」好像在說他們錯了。

也像是在質疑他們的內心、他們的智慧、他們對眞相的洞察力，以及他們的意圖。這是很令人痛苦的事，就有如透過他們經歷的現實來霸凌他們，好像他們的努力與療癒成果對世界並不重要，好像一切從未發生過。

數十年來，慢性病患者為了受人正視而奮鬥。隨著網路時代興起，他們有機會彼此聯繫，並透過數位工具找到力量。但他們還需要更多重視。如今因為間歇性或慢性症狀而使生活品質降低的患者，其驚人數量可謂史上巔峰。不明白這點或未受此動搖的人，無法想像對抗神經疲勞、慢性疼痛或同時患有多種症狀是什麼感覺。患者不了解等待多年的答案是什麼，最後終於獲得些許緩解，卻被持懷疑態度的反對者所質疑，只因為資訊來源是個從四歲起就聽見天音而帶來先進醫療資訊的人。

除了戲謔以外，恐懼策略也是西芹汁運動預料之內的副作用。流行風潮通常都有資金撐腰，此外還能讓人賺錢。風潮不一定要有用，只要我們認為有用就夠了。因為西芹汁並不是種風潮——經得起持久考驗——所以能夠超然而立。它不是由產業發明的金雞母。把西洋芹放進榨汁機並不會讓果汁吧成為搖錢樹，果汁吧仍然是辛苦的行業，而西芹汁也無法秤斤論兩的賣。西芹汁嶄露頭角的原因並非出於貪婪，而是因為它提供了健康風潮所沒有的：成果。西芹汁聲名遠播，是因為《醫療靈媒》社群發現它確實有用，而將訊息廣泛散播出去。

由於其顯著成果，西芹汁因此飽受抨擊。無論有害或無害的恐懼必將油然而生，試圖阻止大眾從西芹汁獲取他們需要的益處。一部分原因是來自理想破滅，很多人曾聽信或深受各種健康主張所害，已經不知道該相信什麼，懷疑論四起。

使西芹汁飽受質疑的另一部分原因在於其純粹特性。西芹汁很單純、很實在，而且有效，背後只存在著善念，然而這威脅到其他熱門的健康「特效藥」，深怕其真面目曝光後，原來並不純粹、有效或光明坦蕩。你不會聽到大骨高湯、膠原蛋白或康普茶遭受抨擊，因爲這能帶來商機，外頭包著龐大利益構成的防護罩。相反地，西芹汁是自在奔放的療癒方法，也是可能推翻金錢帝國的威脅。終究沒人能夠將西芹汁抓在手裡、困在角落，或把你跟西芹汁隔離。

總會有人試圖掌控西芹汁，總會有人盡力想將西芹汁運動貼上標價，總會有許多人想動西芹汁的腦筋，例如與添加物混合或是製成藥錠，想藉此穩操全盤並大賺一筆。你即將了解爲什麼這些都是沒用的把戲。畢竟，這些策略只不過是讓人了解最根本的真理：唯有純西芹汁才眞正有效。我們必須保存本書中關於西芹汁的療癒資訊。某天，原本嗤之以鼻或扭曲事實的那群人，或許也會希望西芹汁能回應自己的禱告。

現在就讓我們驅除迷思、恐懼、疑慮與謠言，使你不再與西芹汁的恩典擦身而過。

完全零添加物？

總有人試圖使西芹汁複雜化，在其中加入看似健康的添加物，與之混合。任何使西芹汁失去單純性的事物都是誤導，任何使其更加「進步」或變得「更好」的努力，只會妨礙西芹汁給人的療癒效益。然而，即便「純西芹汁最好」——將西洋芹的複合養分榨取為汁液，已經使其成為健康至寶——的認知已經普及，卻無法阻止人們發揮內在的鍊金術精神，試圖利用額外成分來改善西芹汁。「我們能加入什麼？又該怎麼加才好？」人們會這麼問自己，因為實在太難相信這種滋補液以最單純的型態呈現，卻能夠發揮最大的療效。無可避免地，這在多年後仍將是懸而無解的問題，而倡導添加物的族群也會繼續鑽牛角尖。在此舉出幾個現成的例子，讓你能更清楚了解。

蘋果醋

由於蘋果醋很受歡迎——原因並非來自其具有神奇療效，曾留下助人逆轉慢性病的事蹟——很多人開始將其加入西芹汁中。這種做法誕生後，卻沒有人曾停下來思考過，攝取蘋果醋而未獲得改善的人，比確實獲得改善的人更多。如果你也是蘋果醋的擁護者，沒錯，蘋果醋是最健康的醋，但適合在其他時候飲用。讓你的西芹汁離蘋果醋遠點。加蘋果醋是最快讓西芹汁全然失去功效的方法；如果裡頭混入了蘋果醋，你將完全得不到西芹汁的任何一種效益。西芹汁的鈉簇鹽、消化酵素與植物激素將立刻遭到破壞，裡頭的維生素C會立即失去作用，西芹汁的整體結構也會馬上損毀。由於金錢驅使的利益與話題性，將蘋果醋加入西芹汁的做法將持續被奉為絕佳的健康來源。別受此論調動搖，而是要隨時提醒自己，當蘋果醋遇見西芹汁，會使西芹汁立刻氧化而變質。你知道打開一盒牛奶後說出「噢，酸掉了」是什麼感覺吧？就是如此。保持西芹汁的完整性，使其遠離蘋果醋。

膠原蛋白

膠原蛋白是你用來與西芹汁混合時最糟糕的選擇。我們對膠原蛋白的普遍認知極爲混亂。膠原蛋白是人體的重要環節：對於保持我們皮膚的完美負有一部分責任，也是全身結締組織所需的重要蛋白質。若沒有健康的膠原蛋白，我們便會出現快速老化的跡象，體內也可能變得虛弱。然而這跟攝取膠原蛋白無關；我們需要的是建構健康的膠原蛋白。

現代醫學產業最大的錯誤之一，就是鼓勵大家攝取膠原蛋白補充品，認爲能使其進入消化道，並神奇地到達我們的皮膚與結締組織，補充人類所需。還有另一種理論，是來自數百年前老舊的信仰系統「以形補形」，表示如果你的腎臟有毛病，就應該食用動物的腎臟；如果你的肝臟不好，就應該食用肝臟；如果眼球不舒服，就應該食用綿羊的眼球。這些理論從哪來的？沒多久之前！假如我們認爲服用膠原蛋白補充品就能補足自身所需，我們等於還活在黑暗時代。

帶領風潮的人之所以會犯下這種錯誤，是因爲醫學界一開始就未曾理解我們的膠原蛋白爲何會衰退或減少。我們的結締組織與皮膚所仰賴的膠原蛋白，其實是由來自植物性食物的養分所構成：葉菜類、水果，甚至塊莖、根莖與塊根類蔬菜。如果我們的毒素含量高，便會破壞這種作用。你體內膠原蛋白的衰退程度，取決於你的血液中流著多少毒素，以及你的肝臟中充滿多少像殺蟲劑、除草劑與殺真菌劑這類有害物質。

殺蟲劑、除草劑與殺真菌劑會與膠原蛋白直接產生反應，使其受傷與收縮。疱疹家族的病毒（例如單純疱疹病毒第一型、單純疱疹病毒第二型、EB病毒、帶狀疱疹病毒、巨細胞病毒、HHV-6、HHV-7，以及目前尚未發現的HHV-10到HHV-16）在肝臟及其他器官與腺體中釋放大量神經毒素，有些也會製造皮膚毒素，而這些廢棄物會滲透充滿膠原蛋白的結締組織，減緩新的膠原蛋白細胞生成，同時削弱與分解現存的健康膠原蛋白，甚至可能進一步導致結締組織問題。如果某人的有毒重金屬含量高，也可能使這些影響加劇，造成膠原蛋白更嚴重受損。

醫學研究與科學界並不了解這點，營養品產業的膠原蛋白供應商也一樣。他們並不明白，吞下膠原蛋白補充品無助於解決上述問題，只會使情況變得更糟。也不明白我們所攝取的任何膠原蛋白補充品，最後都會成爲腸道中的廢棄物，因爲膠原蛋白不應該出現在腸道內，而且還不是無害的廢棄物。當我們服用後，膠原蛋白補充品確實會變成燃料，但並非供身體或細胞所用，而是滋養病毒與細菌細胞。膠原蛋白補充品會減損益菌，並成爲害菌的糧食。像EB病毒這類病毒會攝取動物性膠原蛋白，其他微生物也是，例如眞菌、酵母菌與黴菌等。膠原蛋白有利於害菌增殖以及菌叢擴張，必須注意別在西芹汁中加入膠原蛋白。

雖然攝取膠原蛋白補充品的病毒細胞，不會像攝取有毒重金屬的病毒細胞那般釋放出神經毒素，但這也不足以成爲推廣膠原蛋白補充品的理由。病毒仍然會藉由膠原蛋白補充品成長、增殖，產生更多病毒細胞，而其中有一部分就會攝取重金屬，仍然會帶來更多神經毒素。自體免疫疾病患者，尤其是當自體免疫疾病會造成結締組織衰弱時，便不應該服用膠原蛋白補充品。就如我在《醫療靈媒》系列中所提，病毒是引起自體免疫疾病的幕後黑手，更會引發腫瘤、囊腫、結節與多種癌症，包括乳癌與部分腦癌在內。

正如你現在已經充分了解，當我們單獨攝取西芹汁時，它能分解病毒與細菌的外膜，使幽門桿菌、困難梭菌與鏈球菌等菌體變得虛弱，再加以消滅。西芹汁的鈉簇鹽接著能清除殘餘，中和漂流到體內各處、阻礙我們生成天然膠原蛋白的病原體殘骸。簇集鹽也有助於中和體內的殺蟲劑與除草劑，以及驅逐有毒重金屬，將其從大腦等器官組織中連根拔起，再攜帶至器官表面，使血管發揮將有毒重金屬完全排出體外的作用。鈉簇鹽更進一步負責進入真皮，將毒物抽出皮膚，亦即把可能破壞天然膠原蛋白的毒素抽出膠原蛋白細胞之外。簇集鹽能結合毒素與毒物，將其中和後再沖出體外。透過空腹飲用西芹汁的做法，便可使膠原蛋白在你體內逐漸繁盛。新的細胞得以生成，是因爲鈉簇鹽能增強身體在各部位製造蛋白質與膠原蛋白細胞的能力。

當膠原蛋白補充品與西芹汁在你體內結合的那一刻，你已經消滅了西芹汁的益處。西芹汁中所有的鈉簇鹽與酵素，都把膠原蛋白補充品視爲毒素，因而產生負面反應。一旦西芹汁與膠原蛋白混合物進入你的嘴巴與胃部，西芹汁的鈉簇鹽就與外來的膠原蛋白結合，並試圖透過腸道將其排出體外。問題在於，帶有黏稠特性的膠原蛋白會吞沒鈉簇鹽，在簇集鹽試圖中和膠原蛋白補充品的同時，反倒將其吸收。

服用膠原蛋白補充品並無益處，所以停止服用也不會犧牲任何優點。西芹汁能帶來令人難以置信的效益，但若與膠原蛋白混合，卻會功效盡失，使西芹汁只剩下試圖將外來膠原蛋白透過腸道排出的作用。膠原蛋白補充品根本未能進入血液，就被身體當成廢物排出。任何在腸道逃過一劫的外來膠原蛋白，都會來到肝臟，讓肝臟又多了一種有害物質必須篩選與存放。就像當我們服用牛膽補充品時，肝臟只是多了清除髒亂這項工作。

我們能採取的最佳行動，便是支持身體自行生成膠原蛋白（與膽汁）。服用膠原蛋白補充品並不會幫助保養皮膚、關節、毛髮與指甲。要達成此目的，你需要的是抗氧化物、適當的維生素 B_{12}、天然存在蔬菜中的硫，還有透過食物及營養品補充的鋅、鎂、鈣與二氧化矽。配合規律飲用西芹汁，並使肝臟排除病毒含量，這些才是對你有利的要素。你或許曾聽說，搭配膠原蛋白飲用能達到上述效果，但眞相是什麼：這是錯誤的理論，唯一的效果就是佔消費者便宜。

西芹錠與西芹粉沒有用？

永遠別以爲你能藉由西芹錠與西芹粉，獲得等同於新鮮西芹汁的功效。雖然某些藥草與水果在乾燥或粉末型態也能帶來效果，但製成其他型態的西洋芹只是在浪費金錢，而且無法提供西芹汁的任何效益。把乾燥西芹粉混入水中，並不能達到任何程度的效果。你沒辦法將脫水的西芹汁還原，並期待還能發揮作用。原因之一在於其中的酵素無法維持原樣。再者，西芹汁的鈉簇鹽與懸浮在西洋芹當中的活水共生。簇集鹽其實也具有生命，它們本身就是每株西洋芹當中的鮮活元素，這也是將鈉簇鹽與一般鹽分相互區別的特徵。乾燥後的鈉簇鹽無法帶給你相同效用。

注意別成爲冤大頭，購買了西洋芹或西芹汁所製成昂貴粉末，還希望與一般的水混合後能帶來同樣效果，別期望乾燥或脫水後的西芹汁能達到新鮮西芹汁的神奇療效，這好比把錢丟進水溝。

同時也要留意，混合西芹粉有時會用來保存肉類，這使人對西芹汁當中的硝酸鹽與亞硝酸鹽感到困惑。如果你對這些鹽類感到疑慮，請參閱本章關於鹽類的內容說明。

香豆素有毒嗎？

如果你對香豆素感到擔憂，可以放下心了。每株西洋芹的養分與植物性化合物含量都不同。在某塊大陸的其中一側農場採收的西洋芹，特定化合物的含量比在同一塊大陸另一側農場所採收的西洋芹，可能明顯更高或更低。甚至從不同農場、不同田野、不同農地、在不同季節所採收的西洋芹，都可能差異甚大。當地是否時常下雨、是否使用井水灌溉、日照是否充足、氣溫較冷或較熱、西洋芹種植的時間較早或較晚，都會影響每一把西洋芹之間所含的成分，即便種植地點相近也是如此。這一切都很自然。

至於香豆素的含量多寡，你其實無法確定每杯四五〇毫升西芹汁中含有的確切比例。香豆素對身體沒有毒性。醫學研究與科學界認爲，其他食物中的香豆素可能有助於刺激白血球細胞並幫助抗癌。（西芹汁當中的香豆素尚未經過研究。）事實上，某種食物的健康效益，是來自其中各種成分的協同作用，並非單純來自香豆素。西芹汁的原理也是如此：對於我們的支持，來自西芹汁當中的整體成分。一杯西芹汁裡頭的各種單一成分彼此共生協同，從各個層面幫助修復與恢復受損的免疫系統。其中包括重建、補充並活化整體白血球數量，包含嗜中性球、嗜鹼性球、單核球、殺手細胞與其他淋巴細胞。西芹汁提供的所有成分共同作用，其中最大的功臣便是消滅病毒的鈉簇鹽，使病毒數量降低後，免疫系統便能自我修復並迅速改善。簇集鹽還會擊潰致癌病毒。

香豆素尤其能修復並恢復眞皮中受損的皮膚細胞，更具有保護皮膚免受毒素影響的能力，可以幫助預防皮膚疾病、疤痕組織甚至皮膚癌。幾乎所有我們所攝取的香豆素都會送往皮膚——醫學研究與科學界尚未發現這點。由於通往其他器官並非香豆素的主要路徑，所以對西芹汁當中的香豆素會導致肝臟疾病甚至降低血糖的疑慮，其實並沒有根據。當你飲用四五〇毫升的西芹汁，裡頭的香豆素主要都是送往你的皮膚。

利尿效果太強？

西芹汁有利尿效果嗎？相當輕微，而且既安全又健康，所以不該爲此原因避開西芹汁。這不同於咖啡、紅茶、綠茶或酒精那種霸道的利尿效果。我曾見過有患者受醫生交代避免服用利尿劑，卻仍在飲用綠茶，就因爲據說對健康有好處。西芹汁的利尿效果並未超過荷蘭芹、菠菜、蘋果，以及我們爲了健康所需要的多種蔬菜水果。西芹汁這種溫和的排毒效果來自微量礦物質——任何礦物質含量高的食物都會促使身體將其排出，因爲微量礦物質會與毒素結合。

在西芹汁當中，微量礦物質就像與鈉簇鹽綁在一起，而簇集鹽一般而言會抓附毒素。在此作用下，身體利用自身水分將其等沖出，簇集鹽便趨使毒素來到腎臟與膀胱準備排出。這種作用對你有益，而且與不健康的利尿作用相差甚遠。假如你仍然擔心西芹汁的利尿效果太強，可以試著少量飲用，或咀嚼西芹棒之後，將西芹渣吐出，藉此獲取些許西芹汁。雖然你無法獲得大量西芹汁提供的功效，仍然能得到少量西芹汁的療癒效果，只是較不顯著罷了。

排泄物會變色？

如果你曾聽說西芹汁會讓你的糞便變紅，根本沒這回事，當然也不會讓糞便變成藍色、紫色或黃色。如果你飲用極為大量的西芹汁，頂多會使你的糞便帶有少許的綠色。西芹汁也能沖去腸道中所堆積的老舊食物殘渣，而這些殘渣可能呈現少許的各種色調，但並不會到達鮮明或嚇人的程度。

纖維一定要過濾掉？

很多人有時會擔心，將西洋芹榨汁並把纖維分離，代表我們會損失這株植物的功效。如我們在第四章「如何發揮西芹汁功效」所說，將西洋芹榨汁並不會剝奪其重要養分，而是將養分萃取出來。你沒辦法吃下分量充足的西芹棒，而且把每根都咀嚼到你能獲取所需成分的程度，這樣太累人了。而把切碎的西洋芹丟進最強大的攪拌機中，攪打至最爲滑順的程度，這也不是辦法。某些人說西洋芹拿來榨汁會浪費纖維，但當你喝下攪打後未經過濾的西芹汁，裡頭的纖維其實會妨礙西芹汁爲你發揮最大的療效。

不贊同將西洋芹榨汁的人，往往奉行全食物最有益的理論。然而全食物理論並不適用於草藥。西洋芹本身的纖維會阻礙鈉簇鹽與其他成分正常運作。就拿藥學與草藥學領域來說：從草藥中萃取化合物是有原因的。爲了製成藥物，你不必將整株植物都用上。大部分草藥學家並不會認爲，在多數情況下咀嚼並吞下特定草藥是充分或理想的做法。如同我們處理許多其他草藥一般，我們需要萃取出西洋芹所蘊藏的藥性——因爲它是草藥——也就是榨成西芹汁。如果未將西芹汁的鈉簇鹽、微量礦物質與酵素從西洋芹纖維中萃取出來，纖維便會留住養分，等於是浪費了。

營養課程與學院中所教授關於全食物的草率建議與死板規則，跟你如何透過西芹汁療癒慢性症狀與疾病無關。「保留西洋芹纖維對你更加有益」的假設缺乏臨床研究的支持。事實上就西芹汁來說，攝取量愈高愈好。將西洋芹榨汁能獲取強大的養分，去除其中的纖維也能讓你攝取更大量西芹汁，這對你的健康再重要不過。

以上並非要否定西芹棒或其纖維的價值。西洋芹木身仍然對你有益。你還是能透過食用西洋芹獲得其中某些（雖然不是全部）抗氧化物、類黃酮、葉酸與維生素C，其中的纖維也確實有所助益。在你的人生中繼續享受西洋芹與其纖維，同時也要將西芹汁帶入你的生命，但記得與你所吃的西洋芹分開享用。

會導致甲狀腺腫原？

某些蔬菜、藥草與水果中存在導致甲狀腺腫原的化合物，但西洋芹不在其中。（但我們並不應該恐懼甲狀腺腫原，這種觀念有點小題大作，請參閱《醫療靈媒．甲狀腺揭密》以獲得更多資訊。）無論是否與西芹汁相關，關於甲狀腺腫原的任何資訊都只是恐懼策略作祟，而且會阻礙我們的療癒。

雜交作物有礙健康？

其中一項關於西洋芹的誤導理論指出，由於西洋芹是農業雜交後的產物，所以我們應該提防。別聽進去，雜交作物並不是基因改造作物（GMO）。我們嫁接與雜交作物的做法已經長達幾世紀，而且許多品種根本未經過雜交，有些是祖傳種作物。使用我們在此所種植的資源，並將其調配以符合我們在地球上生存的需求，是我們與生俱來的天賦神權。雜交是種自然過程，我們只是助其一臂之力，使其更有利於我們的健康。我們所攝取的食物幾乎都是雜交種，而其中仍然保持長久以來的養分與價值，與其數百年、甚至數千年前的原生型態並無二致。

例如西洋芹這類雜交種蔬菜水果，對身體並不會帶來酸性或毒性，而且恰恰相反。西芹汁能夠消除酸性、分解酸中毒、補充身體的鹼度、消滅對身體有毒的病原性害菌、排除肝臟中的殺蟲劑、除草劑，以及諸多其他有毒物質。

假如任何在替代醫療領域具有影響力的機構、基金會、團體或研究小組，塑造出認爲西洋芹對身體具有毒性的信仰系統，那可是大錯特錯，而且會阻礙數十億人的療癒機會。現今你在商店中普遍能找到的雜交種有機西洋芹易於身體吸收、溫和、呈現鹼性、具有淨化與療癒的功效。

祖傳種西洋芹通常澀味太重、效果太強，也太過粗糙，雖然不會傷害你——只會幫助你療癒——但比較不好入口，因爲苦味比較強，所以你也喝不多。說到底，你使用的西洋芹越是可口，你也會喝得更多，因而接收更多功效。

含有硝酸鹽還是亞硝酸鹽？

除非西洋芹產生氧化或發生脫水，否則西洋芹與西芹汁並不含任何活性或有害的硝酸鹽。西芹汁中天然形成的硝酸鹽，當西洋芹或新鮮西芹汁尚未氧化時並不存在。當新鮮西芹汁或西洋芹氧化，就如同任何氧化的藥草或蔬菜水果，會形成天然的硝酸鹽。請記得：這種天然形成的硝酸鹽並不會以任何方式、結構或型態造成危害，甚至還可能有益。西芹汁粉與西芹粉經過氧化，所以會含有在氧化過程中天然形成的硝酸鹽，但這種硝酸鹽並沒有害處。

這些硝酸鹽與普遍認為對某些人有刺激性的硝酸鹽不同。並非所有硝酸鹽都相同，了解這點很重要，就像所有的人都不同、所有的水都不同、所有的糖都不同、所有的蛋白質都不同。例如麩質是種蛋白質，但是與肉類或堅果內的蛋白質截然不同。此外，西芹粉與西芹汁粉屬於氧化型態的西洋芹，而其中天然形成的硝酸鹽，與添加在肉類及各種其他食品中的有害硝酸鹽也不相同。

硝酸鹽與亞硝酸鹽不一樣，兩者是不同物質。即便西芹粉中含有天然形成的硝酸鹽，但不能作為像醃菜或醃肉等保存食物的方法，因為其中並不含亞硝酸鹽。西洋芹與西芹汁不會自然形成有害物質，這點同樣適用於純西芹粉與純西芹汁粉。會引起混淆的原因在於：製造商或再製商可能在西芹粉、西芹汁粉或西芹鹽中添加有害的硝酸鹽，西洋芹因而背了黑鍋，變成含有保存肉類與其他產品所使用的有害硝酸鹽，這正是西芹汁受添加物汙染的典型案例。你的新鮮西芹汁並不含有害硝酸鹽，除非你自行添加。

如果你拒絕飲用新鮮西芹汁，是因為你認為裡頭包含有害硝酸鹽或亞硝酸鹽，那你將會失去西芹汁（不含硝酸鹽及亞硝酸鹽）所帶來獨特的療癒契機。

草酸鹽對人體有害？

不需要擔心西芹汁當中的草酸鹽（草酸）。綠色葉菜類蔬菜與西洋芹這類藥草含有大量草酸鹽，因此對人體有害，這完全是誤導。由於這種迷思，許多人無法從所謂「高草酸鹽」食物中獲得我們所需要的強大養分與療癒特質。

草酸鹽並非我們所想的那麼令人擔憂，地球上每種蔬菜水果都含有草酸鹽。各種食物中的草酸鹽也都完全不同，例如梅子裡頭的草酸鹽，就跟一片乳酪當中的草酸鹽相差甚遠。這是醫學研究與科學界未受人資助的領域，所以醫學社群並未真正了解不同型態的草酸鹽與身體之間的關係、會帶來何種反應，又是如何堆積在體內。宣稱我們該因為草酸鹽而拒絕西芹汁的主張，未經證實又沒有根據。事實上，這些食物並不會對我們造成任何危害，反而能提供我們具有重要療癒特性的植物性化合物、維生素、礦物質及其他養分。

所謂高草酸鹽的葉菜類與西洋芹中的多種營養，都是對我們最有效益的可用養分。醫學研究與科學界尚未發現，水果、蔬菜、葉菜類與藥草含有抗草酸鹽物質，可以預防草酸鹽對我們造成傳聞中可能導致的危害。無論我們喜歡與否，草酸鹽都廣泛存在，所以草酸鹽的解藥也隨處可見。假如有任何食物能抗衡草酸鹽讓我們恐懼的作用，那麼非西芹汁莫屬。一般常認爲，高草酸鹽含量的食物會導致腎結石與膽結石。如果西芹汁眞的有此疑慮，又怎麼會幫助溶解腎結石與膽結石？在腎臟中與尿酸造成問題的並非草酸鹽，而是由於蛋白質拖慢了肝臟機能，才會形成腎結石與痛風。

很多人也因爲草酸鹽的謠言而害怕菠菜。我在數十年來不斷見到菠菜使人恢復活力、充滿精神，並從慢性症狀與疾病中復原。生菠菜甚至比烹調後的菠菜更安全，而且相當健康。別因爲錯誤的理論而拋棄像菠菜與西芹汁如此珍貴的療癒工具。

補骨脂素影響健康？

補骨脂素是另一種使人不敢攝取西洋芹的恐懼策略。這些植物性化合物幾乎存在所有蔬菜、水果與藥草中，而且其實對免疫系統及身體療癒很有幫助。西芹汁當中的補骨脂素並無害處，不會引起日照敏感或皮膚炎。相反地，西芹汁補骨脂素能幫助我們排除諸多皮膚症狀，正如你在第三章所讀到。

對水楊酸過敏？

水楊酸又稱爲水楊酸鹽，這項迷思也是另一種使人無法體驗西洋芹療癒效益的恐懼策略。有的理論指稱某些個體對於蔬菜水果中的水楊酸敏感，但並未受到醫學研究與科學驗證。然而由於西洋芹並不算蔬菜，因此也不應歸於這番理論之下。西芹汁是種藥物，可以幫助許多人對食物中化學化合物敏感的問題，例如麩質、乳品、玉米、蛋類與黃豆等。西芹汁中的藥性化合物能排除體內的毒素、病毒與細菌，這些通常是引起食物敏感的主因。

鈉含量過高？

如我們所談過，西洋芹當中的鈉與食物產品、甚至優質凱爾特海鹽或喜馬拉雅岩鹽中的鈉都不同。我們並不屬於低鈉社會，在日常生活中無處不是鈉。雖然有些人對此相當留意，但仍是少數，全世界多數餐廳都要仰賴鈉。如果你在生命中從未吃過添加鹽分的食物，爾後出外用餐或嘗試了包裝點心，你或許會對食物中的鹽分添加量感到訝異。我們現在堪稱「鹽味」文化。

你吃下的這麼多鹽跑哪去了？之後是否會像吃下肚那般輕易地流出體外？不，即便是一罐有機莎莎醬、最健康的脫水餅乾，或是加鹽堅果中最高級的鹽分，也會儲存在細胞與器官深處，並在此形成結晶。鹽分尤其會埋藏在你的肝臟裡，因爲肝臟會試圖聚集血液中的鹽分，保護你不會因爲過度攝取鹽分而生病，這幾乎是所有人日常生活的一環。鹽分在肝臟中停留多年，若我們未加以清除，便會具有毒性。對西洋芹的鈉感到擔憂的人，更應該擔心的是包裝食品、餐廳菜色甚至居家烹調的鹽分所帶來的衝擊。

西芹汁的鈉不在上列。西芹汁提供的鈉不但不會傷害我們，更能幫助我們。當大家爲西芹汁與鈉感到憂慮，代表他們其實並不了解西洋芹。這是盲目的假設，缺乏研究或科學驗證的支持。事實上，西芹汁當中的鈉能幫助鬆動並分解沉積在肝臟與身體其他部位的有毒鈉結晶，因爲西洋芹當中的鈉與衆不同。西芹汁的鈉簇鹽會將自己附著於有毒鈉，再一併帶走，藉此將有毒鈉沉積物逐出體外。再者，西芹汁當中的鈉正是我們血液所需並最能善加利用的一種。這種鈉上面附著了正確的礦物質與微量礦物質，而神經傳導物正依賴這種鈉而得以茁壯。

回想第二章內容：不像其他食物，含有以部分電解質型態呈現的神經傳導化學物質建構元素（根據某人所吃下或喝下的食物，偶然找到通往神經元的路），西芹汁是地球上唯一提供完整、活性及活躍電解質的食物。即使是椰子水如此優質的天然電解質來源，也只能提供片段的電解質。人造電解質產品也一樣：製造商僅根據營養科學的推論，添加有助於構成可用電解質的礦物質。這些產品的行銷口號甚至沒提到能改善神經元，我們只概略聽見「對身體有益」以及「我們需要電解質」的說法。西芹汁不只有助於建構神經傳導化學物質片段，以支持神經元，更提供已經結合完成的完整神經傳導化學物質，足以重新啓動虛弱的神經傳導物，並提供神經元最佳的紓緩效果。當電力流動時，便可自由流竄。西芹汁天然形成的有益鈉是不可或缺的一環。

就像我所說，所有的水都不同、所有的糖都不同。現在還能加一句：所有的鹽都不同。

喝西芹汁不就是喝水？

關於水這方面，假如任何人告訴你飲用西芹汁與飲用水的效果相同，請務必了解：兩者相差甚遠。水確實具有天然形成的電解質，尤其是高品質的水。然而，這種電解質的效果與西芹汁的電解質完全不同，而且差異的程度遠超乎蘋果與柳橙的不同，更像是蘋果與牛肉的差別。水與西芹汁是兩種截然不同的物質。只有西洋芹這種藥草含有的鈉簇鹽、特殊酵素與特別的微量礦物質，才能使西芹汁具有奇效。

至於在水中加入一撮鹽，就能比擬甚至超越西芹汁的說法，更是嚴重誤導。如果你曾在運動後大量出汗，而某位教練、大師或健康專家告訴你，在水中加鹽可以補充水分，其實只會讓你更嚴重脫水。在水中加鹽會帶來更深層的脫水現象，而西芹汁卻能帶來更深層的補水效果。你在運動過後眞正需要的其實是西芹汁（以及熱量，請參閱第四章中的關於如何掌握飲用時間的說明）。更別提最優質的喜馬拉雅岩鹽或海鹽，效果遠遠不如西洋芹當中的鈉。西芹汁與鹽水是兩種世界，你選擇哪一種？

順帶一提，讓我再次強調：將西洋芹與水混合的做法並不好，因爲兩者差異太大，會相互衝突，使兩者產生摩擦。在西芹汁中加水會稀釋鈉簇鹽並消除其功效，同時干擾吸收西芹汁最能幫助我們療癒的微量礦物質與酵素。雖然把西芹汁與水混合並不會傷害你，卻也沒有益處：無法從任何層面改善西芹汁，反而破壞西芹汁療癒身體的能力。沒錯：加水會阻礙人體吸收西芹汁當中的所有養分，包括基本的維生素K一直到種類獨特的維生素C，使身體無法吸收這些養分，更讓西芹汁完全無法帶來任何效益。

談到水與西芹汁，還有個重點必須記住：某些傳言指出，人們飲用西芹汁後會感到紓緩，是因爲其中的水分補足了人體需求，傳言的意思是這種效果與西芹汁本身幾乎扯不上關係。這無意間侮辱了慢性病患者，就像在告訴生病長達數月或數年、以各種方法尋求療癒之道的人，他們從沒想過要多喝點水。在追求健康與福祉的道路上，許多人收到的第一項建言便是補充水分。這項建言來自雜誌、健康教練與醫生，還有因誤信此道而受苦之人。他們隨身攜帶水瓶，在每天的早、中、晚都努力喝水。

當謠言宣稱，慢性病患者透過西芹汁重拾健康生命的唯一原因，只是因爲其中所提供的水分時，簡直令人無法想像。這顯示出大家對於慢性症狀與疾病患者每日的生存課題，顯然認知不足，也缺乏相關經驗與理解。沒錯，西芹汁比許多其他來源具有更豐富的水分，也的確，其中的生物活性水相當有益。然而讓患者得以好轉的並不只是單純的水分。倘若眞是如此，所有曾嘗試提升水分攝取量的患者，應該都能有所改善；所有曾經留意FODMAP（可發酵性寡醣、雙醣、單醣與多元醇）並拼湊驗證各種稀奇古怪飲食法的人，應該都能有所改善（順帶一提，西芹汁也能幫助修復肝臟與腸道，藉此逆轉FODMAP不耐症）；所有求診過許多醫師——從傳統療法、功能療法到替代療法——曾經花費數十萬元尋求解答的人，應該都能有所改善。

當這些患者訴諸於西芹汁並獲得成果，他們並非第一次注重自己所吃進體內的食物，也不只代表他們終於開始照料自己。這些人一直深陷泥淖，已經嘗試過所有方法，當他們終於嘗試了西芹汁，才發現這是第一種確實能扭轉自己生命的良方。我們必須對這些人多點尊重，而非只將他們的療癒歸功於水分。

未來的恐懼策略

以上所探討過的謠言不過九牛一毛。準備接招吧！由於西芹汁在全球帶來絕佳的療癒功效，我已經預見西芹汁某天將承受更嚴厲的攻勢，規模遠超過來自數百種來源、僅單純宣稱「西芹汁對任何人無效」的否決與質疑。當有種力量在全球掀起如此程度的療癒浪潮——降低住院治療率，並幫助患者從需要藥物的流感、食物中毒、心理不適、慢性症狀與疾病中快速復元——而且醫學研究與科學界未曾觸及，產業界也無法由此獲利時，便可能招致他人蓄意破壞的意圖。

更大的攻擊將在何時展開？又會由誰發起？我不知道，這一切取決於自由意志，但我知道伏擊已經蓄勢待發。詆毀西芹汁力量的意圖可能以不同型態呈現。第一顆詭雷已經埋好，應該會從宣稱「飲用過量西芹汁有害」的小規模謠言開始。當本書出版時，權威人士或產業界或許已經著手宣揚西芹莖攝取量頂多一天一株的觀念，食用方法包括用幾根西芹棒搭配花生醬，或是搭配各種蔬菜一同榨汁。（順帶一提，搭配花生醬的建議只會助長高脂飲食的風潮。若想了解此風潮為何對人無益，請參閱《肝臟救星》。）甚至可能公開宣稱已進行過研究的文獻，其內容會驅使大眾懼怕西芹汁，卻沒有人了解這番煽動背後受到資金贊助，唯一目的就是引起更大的疑慮。

另一種可能迷惑善意人士的策略，便是我們在第六章「關於療癒與排毒的解答」尾聲所談過的傳聞證據。「人們的療癒需要接受仔細檢視，才具有正當性與可信度」，這類乍聽之下再合理不過的主張將會越來越多。這種說法會被視為保護性的訊息，完全符合邏輯，而且經過不斷包裝，使西芹汁運動看似愚蠢又無法接受科學質詢，遭受嚴酷考驗。這會將療癒概念侷限在框架之下，再主張透過西芹汁療癒的方法不符合框架，因此是錯誤資訊。包裹在此言論之下的，是使人混淆的安慰劑言論，宣稱西芹汁所帶來的任何改善只不過是安慰劑效應。假若真是如此，多年來在尋求健康的無盡旅途上嘗試過各種療法或飲食的患者，早該因為安慰劑效應而康復了。「傳聞證據派」或「安慰劑派」的反對人士——無論言論來源出於對醫學機構的何種善意——無視於自己與透過西芹汁獲得療癒的族群相比有多麼渺小，持續對無數患者的痊癒實績提出質疑。這將使我們退步至一九五〇年代到一九九〇年代的大眾心態，當時的慢性病患者經常受到質疑，因此必須煞費苦心地說服醫生自己生病了，有時甚至連家人都不相信，就因為當時醫學界在診斷或發現慢性健康問題的速度太慢。如此對於治療慢性病患者的退步性思考，對任何人都沒有幫助。

爾後，便可能有幕後受人贊助的營利團體，試圖利用莫名歸咎於西芹汁的問題來引起恐懼。可能是關於種植西洋芹的管理問題——為促進西洋芹產量的農地花費提升，迫使農夫必須栽種其他作物才能收支平衡。也可能是刻意杜撰出對於汙染的恐懼。即使西洋芹本身從未導致任何問題，但為了激發恐懼，以訛傳訛的謠言，都可能如野火般燎原。又或者針對西芹籽大做文章，無論是著墨於種子供給的強制配額，或是催生出基改西芹籽會影響世界上未受汙染的西洋芹等等。無論謠言何時以何種型態流傳，都將驗證我的話：不公義的攻擊即將來臨。

我所說的話是為了讓你做好準備，並不是令你擔憂。如果你準備充分，便能立於堅強之地。當有人為了阻止你飲用西芹汁，刻意傳達令你恐懼的訊息時，請保持堅定。想想西芹汁數十年來對人類帶來的療癒貢獻，看看當下已然佇立的歷史見證。如今有許多人堅信，自己是因為西芹汁運動而活下來。權衡一下這些故事與危言聳聽的言論。

因為西芹汁並不是流行風潮，所以不會過時，也不會像許多健康風潮最後落入「有誰知道這真的有效嗎？」的田地。（多數不會過時的風潮，都是靠背後的投資者不斷挹注資金才得以苟延殘喘。）無論有哪些策略試圖破壞你對西芹汁的信心，別忘了：西芹汁的確有效，這點顯而易見。別讓任何事物動搖你對西芹汁所帶來療癒體驗的信心。當謠言不斷席捲而來，學著一笑置之，並為其幕後推手感到遺憾，他們並不明白恐懼、質疑或競爭心只會讓自己無法體驗這個時代的療癒奇蹟。

對於西芹汁狂熱產生下意識排斥意見的反對派人士，不了解他們在自己身上蓋下了過時的戳章。對西芹汁散播不實資訊的來源，也不知道他們的定位其實沒有自己認為的那麼內行。這些人不明白，公開詆毀西芹汁，例如不了解西洋芹是種藥草，便宣稱沒有任何蔬菜能有這麼多功效，只是把自己囚禁在已然過時的觀點中。他們在歷史上記錄了自己對這項療癒運動的質疑，把自大的一面表露無遺。早在我的第一本書《醫療靈媒》出版花了整個篇章來探討西芹汁時，這番疑慮早就該浮上枱面。幾年後的現在，西芹汁在全球掀起旋風，宣稱西芹汁無效已經有點太遲了。想要抨擊西芹汁的意圖，即使曾經掀起短暫的反對聲浪，終究會被時間越沖越淡。

如果對西芹汁的質疑把你惹毛了，請謹記在心：當某人對西芹汁提出異議，其實是表達了他們的失落。在他們心中，一旦停止詆毀西芹汁，便無法再質疑曾經受苦多年、如今由於西芹汁而得以離開病床、繼續照顧小孩或重拾人生的人。反對派人士並非沒有同情心，他們只是在尋找生命眞相的途中，迷失了自我。你被發現了——你發現了西芹汁的眞相，西芹汁的眞相也發現了你。藉由這份眞相，你也能爲其他迷途之人指引明路。

第八章
更多的療癒指引

西芹汁有助於快速療癒許多問題，也不受食物信仰系統的束縛，對食物信仰系統的影響免疫，可謂超然於食物信仰系統之上。主要原因之一在於西洋芹是種藥草，而西芹汁則是來自藥草的藥。無論你採行何種飲食型態，都可以使用西芹汁。

儘管如此，我也曾告訴你，單只飲用西芹汁對許多人而言並非眞正且終極的解藥。對於患有像輕度胃酸逆流等症狀的患者來說，或許可行，透過西芹汁，的確可以讓某人的胃灼熱完全消除。但對其他案例情況更嚴峻的人而言，眞正且終極的解藥，是將西芹汁納入療癒團隊的一分子，也就是與我其他著作建議的飲食方針一起並行實踐。西芹汁如此強大又有效，絕對是我所推薦的衆多重拾健康的關鍵工具之一。

在此或許會讓人困惑。當《醫療靈媒》社群開始傳播關於西芹汁的資訊，即使未曾聽過系列書籍的人也加入行列，並成爲推手。許多人使用西芹汁建構平台，但並未指出其來源——同時提供其他幫助慢性病患者恢復健康的重要資訊來源。不少人使用西芹汁博得點擊率，這有時是很令人灰心的舉動，因爲已然遺忘了對於生病之人的憐憫之心。有時這些推手對於西芹汁感到興奮，這點著實令我開心，但他們卻不知道自己遺漏了某些關鍵環節。無論何者，這番迅速飛漲的人氣背後，意味著全世界只記得標記「西芹汁」再配上幾張鮮綠色的照片，卻忽略了應該與其並行實踐的其他療癒資訊。

這便是造成困惑的來源，例如可能有某位小腸細菌過度增生的患者，在看見網路上的熱門貼文後，開始飲用西芹汁，卻覺得腸道問題的療癒速度並不如想像中那麼快。因爲推薦西芹汁的消息來源從未引導他獲取適當、有幫助的飲食指南，或是提供了誤導性的建議，例如攝取大量蛋類等，反而餵養了增生的細菌，因而妨礙療癒。這類矛盾會稀釋西芹汁的訊息。可能讓嘗試西芹汁的人覺得自己參與了行動、完成了結果，卻換來另一項未能滿足的懸念——因爲在他們將西芹汁納入生命的同時，卻依循其他指引攝取了大量的高湯、草飼奶油與咖啡，而這類食物全都會阻礙療癒。

的確，即使飲食中的食物可能會餵養引起小腸細菌過度增生的細菌或病毒，但只要他們繼續飲用西芹汁，至少能避免症狀惡化，或者在其他部位的健康獲得改善，效果並不是非黑即白。假如西芹汁未能滿足你所有需求，也別因而放棄。尋求這些能進一步發揮其功效的方法。被帳單壓得喘不過氣的母親，在克盡職責或照護小孩的同時，經過診斷罹患了肌痛性腦脊髓炎/慢性疲勞症候群、多發性硬化症或萊姆病，可能會因爲放棄了西芹汁而失去多年的健康人生。如果她能了解該避免哪些食物、該仰賴哪些正確的食譜、該補充哪些正確的營養品，以及該避免哪些錯誤的潮流，西芹汁也許就能爲她展現眞正的價値。

如果你想從西芹汁獲得比現在更好的成果，可以搭配《醫療靈媒》系列書籍當中的其他療癒指引，這也是許多讀者在你之前獲得更佳效果的原因。至於較嚴重、慢性症狀的患者，兩者都不可或缺。因爲這些資訊與西芹汁來自相同來源，能共同提升你的復原成效。我爲有勇氣賞識西芹汁來源的人鼓掌，也爲有膽識捍衛慢性病患者，並賞識相同來源其他療癒指引的人喝采。

認清你健康問題背後的成因，是有助於向前邁進的要件，這也是我在第三章（以及《醫療靈媒》系列著作）闡述症狀與疾病來源的目的。當患者不了解病毒或其他隱藏因素是造成痛苦的原因，又不清楚隱藏因素的起源或剋星爲何，便可能很快就放棄西芹汁，也代表失去最佳的契機。

掌握飲食祕訣

當某人說「我需要淨化我的飲食」，是什麼意思？現今所謂的「吃得健康」有太多定義，幾乎無法指出餐桌上哪些食物是最佳選擇，哪些又必須避免。有些答案相當明確：避免油炸食物與重口味甜點，並攝取更多蔬菜與葉菜類。

那水果呢？這是充滿爭議的話題。眞相是：別害怕水果。水果的養分對於療癒至關重要。（如果這理由不足以讓你攝取水果，請參閱《醫療靈媒》有關水果恐懼症的說明。）

無論你依循哪種食物信仰系統，有個訣竅能促進西芹汁在你體內的運作：將飲食中所攝取的脂肪減少五〇％，改用我所稱的重要潔淨碳水化合物來補足。重要潔淨碳水化合物包含新鮮水果、馬鈴薯、番薯、冬南瓜，甚至燕麥。

如果你採用以植物爲主的飲食，降低你的脂肪攝取量，則代表減少堅果、種子、花生醬、其他堅果醬、油脂、酪梨、椰子與橄欖的食用量。如果你的飲食偏重動物性食品，試著減少牛肉（即便是草飼牛）、雞肉、火雞與魚類，同時也要減少植物性脂肪。試著完全戒除乳品、豬肉與蛋類（稍後還有更多）。無論你屬於哪一者，試著一天只吃一次脂肪，不要一天吃上兩三次，或是等到午餐或稍晚再攝取脂肪，藉此減少一半的脂肪攝取量。同樣地，在減少脂肪的同時，加入更多重要潔淨碳水化合物來補足營養，同時也要多攝取葉菜類，例如菠菜、野苣、奶油萵苣與其他萵苣、綜合萵苣、芝麻菜、蒲公英葉、芥菜及羽衣甘藍。

若你希望西芹汁的藥性更加減低症狀或不適，並進一步改善健康，這些步驟就相當重要。這些也是由《醫療靈媒》系列中擷錄的幾項建議。你偶爾也會聽到有人提到「醫療靈媒法則」，其實並沒有所謂的唯一法則，你也能依照對自己健康狀況的了解，爲自己打造一套規範，作爲選擇食物的標準。想進一步了解該如何（以及爲何要）針對你的特定健康問題調整飲食，請參閱《醫療靈媒》系列書籍。

重金屬排毒

有毒重金屬是我們在現今世界中受病痛所苦的一大原因，我們必須把握機會，將這些重金屬——包括汞、鋁、銅、鉛、鎘與鎳——排出體外，最重要的是排出大腦與肝臟。重金屬排毒蔬果昔搭配西芹汁，能有效達成這項任務，可以在療癒過程中助西芹汁一臂之力。（這不代表你應該將蔬果昔與西芹汁同時飲用，如同先前強調，西芹汁一定要與其他食物及飲料分開時段享用。正如我們在第五章「西芹汁淨化法」所說，在飲用西芹汁的十五至三十分鐘過後，蔬果昔便是絕佳的早餐。）

這份重金屬排毒蔬果昔食譜並非最近才問世，在《醫療靈媒》社群中早已行之有年，而且成果斐然。它是人類獲得療癒的重要環節，曾有幫助逆轉疾病並扭轉生命的記錄。蔬果昔的食材共同作用既安全又獨特，能將有毒重金屬排出器官並送出體外。與多年來受人所用的其他重金屬排毒療法不同，那些方法只能馬馬虎虎地攜帶金屬流過身體，最後卻讓有毒重金屬流遍身體各處，引起其他問題。重金屬排毒蔬果昔的五種關鍵食材，分別是：野生藍莓、芫荽葉、大麥草汁粉、螺旋藻與大西洋紅藻，共同組成一支特攻隊，負責卸除、集中並將有毒重金屬一路攜出體外。你可以在《醫療靈媒》與《醫療靈媒．甲狀腺揭密》中了解這支排毒特攻隊的更多資訊。

你可以藉由下頁食譜加入日漸擴增的療癒大家庭，一同體驗重金屬排毒蔬果昔的神奇能力。

有疑慮的食物

如果你想獲得較佳的療癒效果，最好完全避免某些食物。與所謂「好」食物或「壞」食物的信仰系統無關，純粹是因爲這些食物會餵養病毒與細菌，此外，也會阻礙西芹汁帶給你的效果。如果你非得攝取這些食物才活得下去，仍然可以在不改變飲食的前提下飲用西芹汁，或嘗試避開其中一兩種食物，再看看是否能繼續增加。你將開始體驗到健康有所改善。另一方面，假如你尋求更顯著的進展，試著將這些食物與食材全部戒掉，好讓西芹汁帶來更好的效果。藉由避開這些食物，就能將干擾因素縮減至最低，使西芹汁的植物性化合物發揮關鍵療效。

・蛋類

重金屬排毒蔬果昔食譜

分量：1人份

你需要：

香蕉 2 根

野生藍莓 2 杯

芫荽葉 1 杯

大麥草汁粉 1 茶匙

螺旋藻 1 茶匙

大西洋紅藻 1 茶匙

柳橙 1 顆

水 1 杯

將香蕉、藍莓、芫荽葉、大麥草汁粉、螺旋藻與紅藻，以及 1 顆柳橙汁加入高速攪拌機，並攪打至滑順。若想要稍微稀釋口感，可以再加入 1 杯水，便可上桌享用！

- 乳製品（包括乳類、乳酪、奶油、鮮奶油、優格、克菲爾酸奶、酥油、乳清蛋白）
- 麩質
- 醋（包括蘋果醋）
- 營養酵母菌
- 發酵食品
- 黃豆
- 玉米
- 豬肉製品（包括培根、香腸、火腿）
- 天然風味劑

搭配使用藥草與營養補充品

除了上述飲食建議以外，嘗試藥草補充品也是可選擇方案。你不一定要加入大吃營養補充品的行列，只要飲用西芹汁、減少攝取脂肪，並加入具有療癒效果的重要潔淨碳水化合物與葉菜類，便能幫助解決你的所有問題。營養補充品適合迫於現狀或受到醫生指示，因而想追求更多效果的人。關於特定症狀與疾病所適合的營養補充品，你可以在《醫療靈媒》、

《醫療靈媒‧甲狀腺揭密》與《肝臟救星》中找到更多珍貴資訊。

總是不斷有人問我：營養補充品最有效的型態是什麼？眞的很重要嗎？沒錯，非常重要。不同類型的營養補充品之間存在著細微、有時卻很關鍵的差異，可能影響你能多快消滅病毒與細菌數量、你的中樞神經能否快速修復、你的發炎問題多快獲得緩解，以及你要花多久才能治癒症狀與疾病。

你選擇的營養補充品可能促成也可能破壞你的進展。例如，許多藥草酊劑含有酒精，因此會干擾藥草中的植物性化合物、餵養像ＥＢ病毒與各種害菌等病原體，並且消滅腸道中的益菌。爲了加速療癒，你需要適當種類的營養補充品。基於如此至關重要的原因，我的網站（www.medicalmedium.com）列出了我所建議各種最佳型態的營養補充品。假如你想尋找市面上最優質的大麥草汁粉、螺旋藻或維生素C，都能在網站清單上找到。

如何協助鈉簇鹽吸收

潔淨、健康的腸道與肝臟，能使西芹汁的鈉簇鹽有效送達大腦、皮膚與身體較遠的部位。你該如何讓腸道與肝臟變得潔淨又健康？長期飲用西芹汁並結合其他的《醫療靈媒》法則，兩者相輔相成。這正是爲什麼採用本系列書籍中的指引，透過減少脂肪並增加水果、馬鈴薯、番薯、冬南瓜與葉菜類來改善飲食的人，會發現西芹汁的效果變得更好：飲食轉變幫助減少肝臟及腸道中的病原體、黏液、腐敗脂肪與毒素，使西芹汁得以發揮最佳功效。因此，這些人會持續獲得改善。

另一方面，不斷追尋主流的「健康」選擇，例如將奶油打進咖啡之中、飲用蛋白質奶昔或攝取蛋類的人，可能在不知不覺中餵養藏在肝臟與其他部位的病毒，包括帶狀疱疹病毒、EB病毒、巨細胞病毒與HHV-6。這也是爲什麼有些人的肝臟毒性極高——導致血液因爲充滿大量脂肪、老舊的腐敗殘餘以及腐敗脂肪，而變得濃稠、汙濁，腸道中也充滿大量細菌，因而在首次飲用西芹汁時，可能感覺身體受到些許衝擊。西芹汁透過鈉簇鹽消滅害菌、酵母菌、有毒眞菌與病毒，因此引起急劇的療癒反應，可能快速導致腹瀉發生。同時，西芹汁也正努力溶解附著在腸道內壁的腐敗脂肪，這可能會引起輕微的胃酸逆流，因爲西芹汁是我們目前所能攝取最強大的療癒工具。

當西芹汁開始執行任務，假如我們也藉由飲食轉變來提供助力，肝臟就能變得越來越乾淨，開始脫離機能遲緩的狀態，也能夠清掃腸道內壁，降低病毒與細菌數量，並使血液不再因爲脂肪與毒物而變得濃稠又飽含毒素。假如我們再飲用重金屬排毒蔬果昔，體內有毒重金屬的增加速度便會降低。當我們的療癒達到如此程度，便能使鈉簇鹽發揮最佳功效。

鈉簇鹽的其中一項關鍵任務，是結合養分並輸送到大腦與身體其他部位。我們必須將鈉簇鹽視為沿路載送旅客的車隊，只不過簇集鹽車隊不是載人，而是運送各種礦物質、其他養分，以及來自食物的化學化合物。但如果你的血中沒有充足的葡萄糖，便會錯失良機。這正是在飲食中攝取重要潔淨碳水化合物的原因。水果、冬南瓜、馬鈴薯與番薯能提供你優質葡萄糖，而葡萄糖與化學化合物結合，例如來自西洋芹的鈉簇鹽，並駕駛整列的鈉簇鹽養分車隊，深入體內組織與細胞中，也能直達內臟深處。

在西芹汁這種強力療癒機制下，高脂飲食無法帶來益處。如果你正採行生酮或其他低碳飲食，表示你正在消耗脂肪熱量，而且你的葡萄糖存量正在減低。因此你便失去契機，無法讓葡萄糖驅使簇集鹽前往有需求的地方，也無法使葡萄糖成為打開車門的鑰匙，讓鈉簇鹽車隊將養分輸送至全身。好消息是現在的生酮飲食都含有糖分，只不過沒人知道就是了。還好酪梨具有充足的天然糖分，許多生酮飲食所允許攝取的堅果與種子也一樣。雖然這讓飲食稱不上真正的生酮，但表示這些人更能獲取西芹汁提供的效益。無論你是否正採行何種飲食法，減少脂肪攝取量都能增進功效。

鈉簇鹽車隊會迅速釋放養分到肝臟或血液中。特定胺基酸與礦物質的停留能力較佳，能夠隨著簇集鹽車隊一路來到大腦。然而我們不一定能在飲食中獲取這些胺基酸與礦物質，尤其我們飲食中的食物組合並不那麼健康。這也是為什麼最好別對飲用西芹汁有所限制，並將其納為改善健康關鍵步驟的另一個原因。如果我們也能留意在日常飲食中加入各種水果、其他重要潔淨碳水化合物、蔬菜、葉菜類與藥草，等於提供更多養分讓西芹汁的鈉簇鹽得以運送至腦部組織（與其他器官），就能藉此大幅改善諸多不適。神經傳導化學物質會有所提升，腦細胞死亡的速度也會減緩。

如果我們願意，鈉簇鹽便會成為人類生命的重要環節，它們屬於自己的生命宇宙，並與我們的生命相互連結，幫助人類在地球長遠的未來中生生不息。

西芹汁很單純、很實在，
而且有效，背後只存在著善念，
然而這威脅到其他熱門的健康「特效藥」，
深怕其真面目曝光後，
原來並不純粹、有效或光明坦蕩。

——安東尼・威廉，醫療靈媒

第九章
西芹汁的替代方案

如果你找不到西洋芹或西芹汁，或是你手邊沒有西洋芹，該怎麼辦？

第一步：別慌張，總會有意外。

如今有這麼多人都在製作西芹汁，大量需求讓商店的西洋芹賣到缺貨是很正常的。有時候農場也會休耕，或是產量無法應付訂單。有時劇烈的天氣也會威脅農作物。我們不能找農夫或攤商出氣，也不該對我們的健康感到絕望，而是該採取第二步：尋求替代方案。本章的食譜能陪你度過無法取得西芹汁的困境。

如果你無法自備西芹汁的原因，是因爲你正在旅行而沒有榨汁機，試試能否在採用備案前，求助於附近的現榨果汁店，或許會找到當地能夠替你製作西芹汁的天然食品店。如果行不通，也許你至少能買到或隨身攜帶一些西芹棒，好用來嚼食。雖然無法發揮西芹汁的功效，至少能讓你的身體在情感上、精神上與西洋芹建立連結，同時幫助你的細胞喚回西芹汁的體驗。這是讓身體了解你尚未放棄，只不過是在旅行罷了。如果你覺得相當投入，甚至可以咀嚼西洋芹後，再將菜渣吐掉。

正如我們在第四章所探討，也許你會對西洋芹產生過敏反應，所以西芹汁根本不適合你。在此情形下，從這些替代食譜中挑出一種，作為你的支柱，並將其當作西芹汁那般飲用。這仍然能帶給你許多療癒效果，也許過一段時間，你會發現身體療癒後，緩解了你對西洋芹的過敏反應。

當你無論因爲什麼原因而無法飲用或取得西芹汁，並轉爲選擇其中一種替代方案時，同時參照《醫療靈媒》其他療癒資訊是很好的做法。如果在讀完前一章後，你仍想了解更多細節，可以參閱本系列其他書籍，藉此找到能在無法取得西芹汁時，提供你身體額外支援的食物、進一步的飲食指南、營養補充品、食譜，甚至是靜心技巧。

在你閱讀下方食譜時，應該了解純黃瓜汁是取代西芹汁的首選。依照相同的準備原則：只喝純黃瓜汁，而不是黃瓜蘋果汁或黃瓜羽衣甘藍汁，這些可口飲料請留在一天當中的其他時間飲用，而且黃瓜汁也不要加入蘋果醋或冰塊。單純的黃瓜汁是關鍵所在。假如無法取得大黃瓜或黃瓜汁，再選擇另外一種替代方案。

黃瓜汁食譜

分量：1人份

黃瓜汁與西芹汁的準備原則相同：保持單純。要製作 450 毫升的黃瓜汁（1 成年人份），只需要下列步驟。

你需要：

2 根大黃瓜

製作方法：

- 將大黃瓜洗淨，並放入你的榨汁機中榨汁，立即空腹飲用以獲得最佳效果。
- 如果你沒有榨汁機，也可以這麼做：
- 將大黃瓜洗淨後切細，放入高速食物調理機中攪打至滑順，仔細過濾（豆漿過濾袋很方便），並立即空腹飲用，以獲得最佳效果。

薑汁水食譜

分量：1人份

你需要：

新鮮生薑約2.5至5公分

檸檬半顆（依喜好添加）

水2杯（450毫升）

生蜂蜜2茶匙（依喜好添加）

製作方法：

- 將生薑磨末加入水中，並可依喜好添加半顆新鮮檸檬汁。（或者，你可以將生薑切成小塊，並利用壓蒜器擠壓出汁，隨後記得把生薑渣取出，切碎後一併加入水中。）
- 將生薑水靜置至少15分鐘，靜置時間愈久愈好。（你甚至可以放在冰箱中靜置隔夜。）
- 將生薑水濾出，並可依喜好添加蜂蜜，可以熱飲、冷飲或於室溫下空腹飲用。

祕訣：

- 作為取代把薑磨末的方法，試著切成小塊，並以壓蒜器擠壓，就像是迷你榨汁機一樣。
- 隨後記得把生薑「渣」從壓蒜器中取出，切碎後一並加入水中。

蘆薈水食譜

分量：1人份

你需要：

新鮮蘆薈葉約

5 公分

水 2 杯

（450 毫升）

製作方法：

· 這項食譜用的是市售的大片蘆薈葉，在許多商店的農產品區可以找到。如果你用的是自家栽種的蘆薈，葉子可能比較小、比較薄，就需要多切一些。無論何者，避免使用葉子底部的苦味部分。

· 小心將蘆薈葉切開，如同切魚排一般切成片，並削去綠色表皮與尖刺。將透明果肉部分挖出，置於食物調理機（攪拌機）中。

· 將水加入食物調理機，並攪打 10 至 20 秒，直到蘆薈徹底液化。立即空腹飲用以獲得最佳效果。

祕訣：

· 切剩的蘆薈葉，以濕毛巾或保鮮膜包住切面，可以在冰箱中冷藏長達2週。

檸檬水或萊姆水食譜

分量：1人份

你需要：

檸檬或萊姆半顆

水 2 杯

（450 毫升）

製作方法：

· 將半顆檸檬或萊姆汁擠入水中，即可空腹飲用。

祕訣：

檸檬與萊姆很方便攜帶，當你出門在外而沒有廚房可用，記得帶幾顆檸檬或萊姆，便可在出遠門時享用這杯新鮮滋補液。

無論其他不曾受病痛所苦的人說了什麼，
許多人正在康復。
無論不曾理解的迷失靈魂說了什麼，
數百萬人正逐漸療癒、
重拾人生的掌控權並見證奇蹟。
他們發現這一切並不是夢，
而是真實。

——安東尼・威廉，醫療靈媒

第十章
一場療癒運動

倘若數百萬人都受症狀與疾病折磨長達數月、數年，甚至數十年，會是什麼情況？如果他們嘗試過所有方法——轉換飲食、改變生活型態、戒除加工食品、服用大量營養補充品、求診過無數醫生——卻仍然無法使健康有所改善呢？又如果在患病多年、苦無療癒良方時，終於找到有效的解答呢？那不是很美好嗎？找到使他們脫離黑暗的解答，找到使他們初次重見光明的解答。

如果他們發現自己能再次正常生活、減少痛苦、享受生命並重拾人生呢？如果終於獲得確實有效、往後也將持續有效、不會倏忽即逝的良方，而使他們感受到重回以往、甚至更勝以往的自己，並且再次找到未來的希望呢？我們談的並不是數百人中的某個人，在好幾個月中的某一天感到稍微紓緩，而是數千、數十萬、數百萬人正在康復之中，發生有如美夢成眞般的奇蹟。

這不是很美妙嗎？或者說，我們會相信他們嗎？我們會認爲他們所謂的療癒言過其實嗎？我們會懷疑他們是否會經眞的生過病嗎？我們會發現這只是說來好聽，卻不値得相信嗎？我們應該誠摯地捫心自問，因為確實有數百萬人、甚至數十億人生了病，但卻無法有所進展，而且嘗試過所有途徑後，仍然找不到解答。這並非反烏托邦式的黑暗未來，而是我們現在的處境。但至少，已經有越來越多人獲得改善。

無論其他不曾受病痛所苦的人說了什麼，許多人正在康復。無論不曾被健康難題擊倒、不了解整天受到身心痛苦折磨要付出何種代價、在健康領域中想要獨領風騷卻不經意散播錯誤資訊的人說了什麼，許多人正透過西芹汁持續改善。無論不曾理解的迷失靈魂說了什麼，數百萬人正逐漸療癒、重拾人生的掌控權並見證奇蹟。他們正發現這一切並不是夢，而是眞實。

無論我們喜不喜歡，無論我們嗤之以鼻或樂見其成，你在本書中讀到的療癒運動正在發生，而且永不停歇。這項運動提供我們從病痛的灰燼中重生與療癒的珍貴契機，背後意義遠超乎你我想像。

你可以選擇無視，我絕對尊重，一切取決於你。你也可以接納它，並用來療癒自己與周遭的人，進而成為追隨者。或者你也能選擇處於灰色地帶：透過親身嘗試讓自己變得更健康，保護自己現在的健康，也確保未來的健康，並且決定將這件事藏在心底。無論你選擇何者，必然會有數百萬人深信不疑——不僅深信，更加以理解。衆人的見證足以成為你的後盾。

他們很了解，因爲他們原本無法離開病床、無法看得清晰、無法聽得仔細。正因爲太過痛苦，對於自己身陷慢性疾病，周圍的人卻視若無睹、充耳不聞這件事，早已變得麻木。接著他們開始療癒，不停地療癒，他們的信念如此光明，因爲這確實對他們有效，而且持續發揮功效。他們不再陷於苦無解答的絕望之中，不只不再絕望，更懷抱莫大的希望。他們不用再希冀別人前來搭救，因爲救贖已然降臨，而他們緊緊把握住，因此拯救了自己。他們從絕望成爲「我希望有效」，最後變成「眞的有幫助、眞的有效，我正不斷改善並重拾我的人生」。

我記得年輕時曾提供現榨西芹汁給許多人，他們因爲各種症狀與疾病不斷掙扎和受苦，因此需要西芹汁。我記得曾見到他們復原、恢復體力並且康復。我也記得自己曾經想過，有用的事物必然經得起時間考驗。如果西芹汁眞的有效，人們也因此療癒，那全世界理所當然都必須認識西芹汁，它也將隨著時間紅遍街頭巷尾。

很神奇地，現在全世界都認識西芹汁，但並不是因爲有無窮的資金贊助與媒體大肆宣傳。這項運動緣自另一種來源：每個人的聲音，他們都曾採用這種療癒奇蹟，持之以恆地飲用並流傳給療癒之路上所認識的其他人。這項運動在好一段時間內都默默地進行，開枝散葉的過程既自然又條理分明，不只具有靈魂，也包含了眞理，並且在幾乎傳遍所有人耳朵之前就已然茁壯。當適當的時機來臨，便掀起洶湧的浪潮，讓許多人信手拈來自身最眞切的療癒體驗。這股浪潮一鼓作氣打上岸邊，並淹沒地球，過去不曾留意之人，無論是出於困惑、驚訝或懷疑，都為其不住搖頭。「這是從何而來？」他們問道，「為什麼突然變得這麼流行？為什麼是現在？」

時間點的背後有其意義。如果你曾經懷疑過，為什麼西芹汁的風潮在此時席捲全球，而非在過去的其他時間，因為我們從未像現代病得如此嚴重。此時此刻，健康比過去更受到慢性症狀與疾病的威脅，使我們在生命中無法向前邁進。也正是此時，我們比過去更需要療癒的解答。

你會無視可能改變生命的機會，就因為提供機會的來源不符合你的想像嗎？我們有時會讓感受決定我們是否要獲得協助，「我才不要。」我們會這麼說，或是：「我才不相信。」如果眼前確實是能夠改善生命的解答，你願意讓這股呼喚凌駕於最初的不確定感嗎？我見過有人呆看著面前那杯四五〇毫升的西芹汁，有如要跳進懸崖下方的洶湧河水那樣緊張。他們的內心正在與認知搏鬥：認為西洋芹無足輕重，所以飲用西芹汁也不可能有任何價值。光是這種想法，便能打斷讓人想嘗試的念頭，也阻止他們確實踏出療癒的腳步。對某些人而言，看見西芹汁逆轉其他人的疾病，並不足以克服他們對於來源的疑問，以及對西洋芹所蘊含價值的認知。有些人只相信配套完善、看似經過某些權威全盤驗證的事物。別讓這番恐懼阻礙你的療癒。

關於慢性病的眞相，數十年來都遙不可及，有許多人正不斷研究，而且已經很靠近解答所在。著名神經專科醫師甚至即將破解造成特定症狀與疾病的根源，卻因爲缺乏資金而功虧一簣。就在當代醫學眼看就要揭開使許多人深受折磨、甚至苦無解答而失去生命的謎底時，卻只能把所有進展束之高閣。答案幾乎就在眼前，但將一切歸咎給遺傳基因的理論，卻又將眞相推得更遠，就因爲醫療科學將所有資源傾注於基因研究，而非用來挖掘可能的解答，將伴隨我們已久的慢性病痛苦畫上句點。

只要別人能了解你在生命中所學到的眞理，便能使某件事物朝截然不同的方向發展，這種情況你遇過多少次？在我人生中的數十年來，我看著醫學社群爲了探求人類受苦的眞相，而朝著或對或錯的方向前進；我曾看見他們幾乎絆倒在尋求慢性病解答的路上，爾後也從未獲得突破並迎來眞正的成功。我的工作是將答案交給你，例如讓你理解西芹汁的療癒力量。你準備好收下了嗎？

我曾受贈關於慢性症狀與疾病的解答，所以你不需要再受到慢性病醫學研究之路上的錯誤與路障所阻礙。不會有欠缺資金、隱晦意圖或過往錯誤的問題，能阻止你發現該如何繼續前進，因爲我並未受到各種體系所束縛。

自由就藏在這些文字之中，並非遙不可及。

慢性與難解疾病的盛行

慢性病正處於歷史高峰。光是美國就有超過兩億五千萬人生病或罹患難解症狀。這些人的生活處境欠佳，卻找不到解釋——或者解釋得不甚合理，甚至讓他們感覺更糟。你或許也是其中一分子。倘若如此，你便能證明醫療科學仍然摸不清難解症狀與折磨如此普遍的原因。

讓我先說清楚，我尊敬優良的醫療科學。許多天賦異稟又才華洋溢的醫生、外科醫師、護理師、技師、研究員與化學家，在傳統醫學與替代醫學領域持續深耕，我曾有幸與當中某些人共事。感謝上帝，幸好有這些懷抱大愛的醫療者。學習如何透過嚴苛、系統性的探索來理解我們的世界，是我所能想像最崇高的目標。

大多數醫生擁有與生俱來的智慧與直覺，能了解醫學機構無法帶來對於慢性疾病所需要的知識，並使他們得以提供最佳的診斷與治療計畫。你曾經聽過多少次「某某病目前沒有解藥」？即便是在最優質、最精英的醫學院，仍然有在班上以頂尖成績畢業的醫生坦承，完成學業後並無法幫助慢性病患者，他們必須靠自己成爲專家。還有一些醫生覺得學校已經提供了所有解答，並基於某些原因，認爲他們所受的訓練已經取代了慢性疾病的謎團；他們認爲其他的一切都是胡說八道、裝模作樣，這其實很可惜，因爲他們否定了正遭受磨難而且苦無解答的數百萬人。無論是上述何者，醫學界無法解決慢性疾病之謎並非醫生或研究人員的錯。科學界每天都有驚人、優秀的人才裹足不前，因為他們的發現需要高層投資者與決策者的首肯，才能夠繼續前進。數以千計可能徹底改善人類生命的新發現至今毫無進展，科學界的人員也無法一展長才。

我們有時會將醫療科學視為純粹的數學，完全仰賴邏輯與理性。雖然兩者有時相互交纏，但數學與醫療科學並不相同。數學的解法明確，但科學不然。眞正的科學追求的是結果，是套用理論的成果。你可以在醫療科學中運用數學，例如用於製作藥物，但藥物必須帶來經過驗證的結果，而且最終的數據也必須合理，才能稱之為科學。科學實驗室就像遊戲間，讓人們以特定方法混合不同材料，以驗證不同假設及理論，但幕後卻有投資者為了得到期望中的結果而施壓。理論經常在有機會受到證實或推翻以前，就已經被推定為事實，尤其關於慢性疾病更是如此。關於慢性病的醫學，幾乎很難立即得到正確解答。

如果科學能夠如我們期望般如此理想，不是很好嗎？如果可以無關乎金錢，只追求眞理呢？就像任何人類的追求一樣，醫療科學仍在不斷發展。想想最近才將腸繫膜視為一種器官的認知，這種具活動性、好似篩孔般的結締組織一直近在眼前，我們甚至一直知道它的存在，但卻直到如今才眞正受到重視。不僅如此，每天都會發生新的突破。科學不斷演化，曾經放諸四海皆準的理論，也可能在明天突然被淘汰；原本看似受人嘲笑的理想，也可能在明天受到證實能夠救人一命。這些現象表達了一件事：科學尚未取得所有解答。

我們已經等待了超過一百年，希望從醫療界獲得最眞切的洞見，了解慢性健康問題患者該如何獲得改善，然而解答仍未降臨。你不該再經過十年、二十年、三十年甚至更漫長的等待，就爲了等待科學研究找到眞正的答案。如果你被困在病床上一日拖過一日，或覺得對自己的健康感到失落，那你就連一天也不該再繼續枯等，更別提另一個十年。你也不該再看著自己的孩子走上相同的路——然而這卻是數百萬人的命運。

更高等的來源

這便是至高靈——上帝懷抱憐憫之情的體現——在我四歲時來到我生命中的原因：爲了教導我如何看見使人類受苦的眞正原因，並將此訊息傳達給全世界。如果你想多了解我的來歷，可以在《醫療靈媒：慢性與難解疾病背後的祕密，以及健康的終極之道》一書中讀到我的故事。簡而言之，高靈不斷在我耳邊訴說著清晰又準確的話語，好似與我比肩的友人，告訴我身旁每個人所罹患的症狀。此外，高靈也在我年輕時教我如何掃描他人的身體，如同強力的磁振造影術（MRI），可以將所有阻塞、病症、感染、患部與老毛病一覽無遺。

我們看得見你，也知道你所面對的考驗，而我們不希望你再多受苦一刻。我的畢生志業便是將此訊息傳達給你，使你能超然飛升於困惑之海，凌駕於現今各種健康風尚與潮流的雜音與妄言，藉此重拾健康並引導自己的生命腳步。

本書中的內容盡屬眞實、確切，必然對你有益。本書與其他健康書籍不同。書中蘊含豐富資訊，你或許會想翻閱再三，以確保你吸收了所有訊息。這些資訊有時看似與你的過往聽聞正好相反，有時聽起來又與其他消息很相似，但實際上卻存在細微但關鍵的差異。共通點在於這些都是事實，不是將老生常談的理論重新包裝，使其乍聽之下像是對慢性症狀與疾病的嶄新見解。書中資訊並非來自殘破的科學、營利團體、有所掛鉤的醫學贊助商、拙劣的研究、說客、內部回扣、受人鼓吹的信仰系統、有力人士的私人小組、健康產業的賄賂或流行風潮的陷阱。

上述因素會阻礙醫學研究與科學界，使其對慢性疾病及其治療方法的理解無法如預期般快速發展。試想：假如你是具有理論的科學家，在你構思出理論後便需要尋求投資者，這代表你必須說服他們。假如投資者喜歡你的論點，通常是因為他們想要看見特定的結果，所以才會贊助你的努力。隨之而來的是無法估量的壓力，你必須產出合意、實際的成果，並證明這一切值得投資者所挹注的大筆資金。在此處境下的科學家很害怕自己搞砸，因爲他們將永遠找不到下一位願意贊助另一項理論的投資者，也無法在專業領域中留名青史。這使得應該透過自然法則探究的學問沒有發展空間：這些概念有時無法帶來成果、可能朝預期外方向發展，抑或是動搖某些根本信仰。這番約束使我們不禁質疑，我們所讀到具有重大突破的研究成果，是否眞如報導所呈現地那般優良。當模稜兩可的眞相能爲外部資源提供既得利益時，珍貴的研究時間與金錢便會耗費在沒有效益的領域中。某些可能有助於改善慢性病治療的發現，也因此被人忽略並失去資金。而且我們所認爲絕對正確的科學資料，也可能受到曲解，像是竄改與操弄，再被其他健康專家視爲法則，而其中卻存在著瑕疵。這便是時常更新健康資訊反而會令人困惑又充滿矛盾的原因，因爲有些其實是錯誤資訊。

西芹汁在衆人的手中與家中受到驗證，背後沒有隱晦意圖或資金在操弄成果，已然證明確實有效。記錄西芹汁幫助我們改善的文獻不斷增加，時間也不斷證實西芹汁的效力。數百萬人都因爲西芹汁改善健康，當中有許多人除了在生活中加入西芹汁以外，並未採取其他改變，使西芹汁從純理論的國度邁入醫療眞理的境界。就根本意義而言，科學即爲知識。嘗試過一切方法的患者，最終因爲西芹汁而得以從病床上重拾生機，沒有什麼比他們眼中所流露出的知識更爲眞切。

你必須了解，在本書中所讀到關於西芹汁與慢性病的事實與數據，並沒有任何由不可靠來源所衍生的科學研究內容或引述。你不用擔心這些資訊會像其他健康書籍一樣被推翻或取代，因爲我在此所分享的資訊，都是來自純粹、未經竄改、先進又潔淨的來源——高等的來源：心懷憐憫的高靈。沒什麼比憐憫之心更能使人療癒。

如果你凡事都追求科學根據，請明白我也喜歡科學，也要知道科學還有很大的學習空間。雖然我們處於美好的時代，卻也比過去任何年代病得更重、更加疲勞。假如醫學專家對人們受苦的原因有任何概念，那我們在所有健康層面上的思維方式幾乎都會產生變革。與許多受到度量衡與數理撐腰的其他科學領域不同，對於慢性病的科學思維仍然停留在理論層面，而現今諸多理論中的事實含量極低，這正是許多人仍然在對抗慢性症狀與疾病的原因。倘若繼續依此發展，我們便會淪落至所有研究成果都受到隱晦意圖與個人利益所操弄的地步。

這種潮流使科學機構從最初就辜負了慢性病患社群，也辜負了醫生的期望，更讓數百萬人飽受折磨。

你不必成為其中之一。

身為質疑者的我們

很久以前，我們依賴權威的支配過活。權威告訴我們地球是平的，而且太陽繞著地球轉，所以我們相信了。這些理論並非事實，但人們將其當作事實看待。當時的人並不覺得生活很落後；生活就是這麼過。任何人只要發表違背現狀的言論，就會被當成傻瓜。

接下來發生了科學界的典範轉移。

質疑者——盡責的研究者與思想家，也就是不滿足於從表面觀點看待「事實」的人，終於證明我們可以透過分析來打開大門，藉此獲得對世界更深刻、更眞實的理解。

如今，科學已然成爲新的權威。在某些情況下，科學可以拯救生命。例如外科醫師現在會使用消毒用具，因爲他們明白汙染的風險，而老一輩的醫生並不了解。然而正因爲有一定程度的進步，我們也無法停止主動提出質疑。該是迎接下一次典範轉移的時刻了。對於慢性疾病，「因爲科學」已經不足以帶來解答。這算得上是好科學嗎？背後的資金從何而來？樣本大小的多樣性充足嗎？數量夠大嗎？對控制組的處理手法是否合乎倫理？是否考量了足夠的因素？測量工具夠先進嗎？根據結果所做的分析，是否帶來與數據本身不同的意義？有沒有偏頗？具有企業力量的有力人士是否操弄結果？有些科學能屹立不搖，有些則會露出破綻，例如賄賂、回扣、樣本數量太小或控制因素不良等。

「科學」這個字眼在我們耳裡，好似我們應該不抱疑問地對其鞠躬哈腰，聽起來就像權威性的意識型態，不是嗎？我們並未如自己想像般地脫離這套信仰系統。如果不對根本架構提出質疑，是不會帶來進展的，然而現今社會並不允許我們質疑科學架構。

流行風尚不一定看似膚淺，它們時常僞裝成理由充分的醫學忠告。現在有太多健康資訊都是老生常談的訛傳謠言，更糟糕地，甚至是經過斷章取義。我們必須留意他人出於隱晦意圖所傳遞而來、經過扭曲的訊息。選擇可信、主流的消息來源，一向是黃金準則。如今，在對於新知的巨大催促壓力之下，有些健康文獻的研究，只是找個聽起來尚且合理的消息來源，便有如趕鴨子上架般地急著公開。我們必須審視解讀者與發表人有無特殊利益關係，甚至研究結果本身是否值得信賴？

「科學」時常被當作攻擊機制。這個字眼可用來曲解任何可能的事物。以食物戰爭為例，素食與植物性飲食擁護者，以及原始與生酮飲食擁護者展開科學攻防，雙方都利用科學研究來替己方陣營背書——因為你幾乎能找到關於任何事物的研究。甚至當科學佐證不足時，食物戰爭的雙方便轉而從情感層面攻擊對手的信仰系統。素食與植物性飲食擁護者宣稱對方會殘害動物，原始與生酮飲食擁護者則主張對方是讓自己與下一代挨餓。無論如何，兩方人馬都遭遇他們自己與科學都無法理解的健康難題。改善健康的重點並非要你選邊站，或是你在當時採用哪種信仰系統——即便此信仰系統是根據你讀過的科學研究結果也不重要，重點是了解我們的大腦與身體，並滿足它們的需求。

將科學視為上帝，並將質疑理論與發現的人視為傻瓜，對我們沒有任何幫助。醫療科學留意的是醫療科學。縱使健康照護提供者個人原有最崇高的意圖，但大規模產業在乎的不是個人，而是以產業本身為出發點，因為它必須維護自己的權威。它是以最長遠的步調投入自我。

打開天窗說亮話，即便是現在我們認爲堅不可摧的科學領域，有時候也會出現裂痕。如果你曾聽過髖關節置換部件或疝氣網膜的召回事件，就知道我在說什麼。這些都是依照確切科學標準所設計的實體物品，並且在付諸使用前經過嚴格的科學檢驗，而即便如此高度科學的製程，也非萬無一失。某些產品出現預期外的問題，使原本看似無庸置疑的科學領域也變得不可靠。再想想對於慢性病與西芹汁如何緩解症狀的科學理解中，又存在何種的不確定性。西芹汁並不是獨立於你之外，而是可以拿在你的手中、接受測量與分析的裝置。一旦你喝下，它就成爲人體活躍的一部分，而且我們都知道，人體是生命最偉大的奇蹟與謎團。假如西芹汁蘊含科學界毫不知其存在的化學化合物，而且這些化合物會鎖定科學界尚未發現的人體問題，我們又怎麼能相信主張西芹汁與其功效是無稽之談的消息來源？再說一次，科學是人類的追求，也還在持續發展，尤其這項工作包含了解密人體的作業。需要保持警覺性、接受力、謙遜與適應力，才能使這項工作眞正有所進步。

如果你從未因爲健康而掙扎、受苦多年卻遍尋不著自身症狀的解答，或者你已經固化於特定的醫學、科學或營養學信仰系統，我希望你能抱持好奇心與開放心態來閱讀這些文字。現今廣泛的慢性病症狀與苦難，其背後含義遠大於任何人所尚未發現的程度。你方才讀到的內容，不同於你過去所見到關於慢性健康問題或療癒的任何資訊。這些是數十年來已經幫助過數百萬人而得來的資訊。

人類的健康需要我們共同努力

自從我開始分享高靈的資訊，我便幸運地看見它爲這些人帶來改變。藉由《醫療靈媒》系列書籍的出版，看見這些資訊廣傳全世界，並幫助成千上萬的人，我的感受已經遠超過感動所能形容。

我也注意到有部分訊息曾經過操弄，因爲以特定職涯爲導向的人，試圖攀上讚譽與惡名的階梯。這種手法會牽動人們內心對於受苦的原始焦慮，並趁機佔其便宜。

我所受贈的天賦不該淪爲如此用途。高靈是獻給需要解答之人的聲音，也是一種來源，獨立於充滿陷阱並使許多人虛耗生命的體系之外。當人們成爲我所分享健康資訊的專家，並且以眞正幫助他人的名義廣布充滿大愛的訊息時，我們都喜聞樂見。我對此感激不已。但當這些訊息受到竄改——與時下風行的錯誤資訊交雜扭曲、經過變造以至於聽來獨創新穎，或公然篡奪並歸功於看似可信卻並非事實的來源——便可能帶來危機。我說這些話，是希望你知道如何保護自己與心愛之人不受誤導所害。

本書並非複誦你以往所讀過的一切。本書無關將問題歸責於你的基因或身體的信仰系統，也並非要顚覆時下的高蛋白飲食，來預防症狀逼近。這份資訊尙屬新穎，從全新觀點來看待使人在生命中裹足不前的症狀，也從嶄新視角探討我們該如何療癒。

如果你很擔心，我能理解。我們會反應、會評斷，人類正是如此運作。這也許是在特定處境中保護我們的本能，但有時候也能帶領我們走過人生難關。在此狀況下，我希望你重新考慮。你可以藉由了解眞相來自我判斷。你可能失去幫助自己或他人的機會。

我們共同努力讓大家變得更好，我也希望你成爲下一位西芹汁專家。感謝你在這趟療癒旅程中與我同行，並特地花時間來閱讀本書。把你先前所閱讀的眞理運用到生命之中，將能改變你與周遭衆人的一切。現在，你終於擁有知識與信念了。

假如醫學專家對人們受苦的原因有任何概念，
我們對健康幾乎各個層面的思維方式，
便會產生變革。

——安東尼・威廉，醫療靈媒

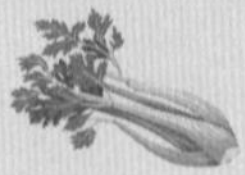

受健康問題所折磨的人，
純粹的內心總是充滿著善念。
他們了解受苦是什麼滋味。
西芹汁與他們誠摯又純粹的內心全然匹配。
它是超然的存在。
西芹汁是來自天堂、來自上帝的恩典。

——安東尼・威廉，醫療靈媒

Eurasian Publishing Group
圓神出版事業機構
用心與你對話・視野無限寬廣
方智出版社
Fine Press

www.booklife.com.tw reader@mail.eurasian.com.tw

方智好讀 124

神奇西芹汁：

醫療靈媒給你這個時代最有效、療癒全球數百萬人的靈藥

作　　者／安東尼・威廉（Anthony William）
譯　　者／鄧捷文
發 行 人／簡志忠
出 版 者／方智出版社股份有限公司
地　　址／台北市南京東路四段50號6樓之1
電　　話／（02）2579-6600・2579-8800・2570-3939
傳　　真／（02）2579-0338・2577-3220・2570-3636
總 編 輯／陳秋月
副總編輯／賴良珠
主　　編／黃淑雲
責任編輯／陳孟君
校　　對／賴良珠・胡靜佳・陳孟君
美術編輯／金益健
行銷企畫／詹怡慧・王莉莉
印務統籌／劉鳳剛・高榮祥
監　　印／高榮祥
排　　版／陳采淇
經 銷 商／叩應股份有限公司
郵撥帳號／ 18707239
法律顧問／圓神出版事業機構法律顧問　蕭雄淋律師
印　　刷／祥峰印刷廠
2019年10月 初版
2024年5月　23刷

本書提供的資訊不應該取代專業醫療建議，請一定要諮詢合格的健康照護專業人士。如何運用本書資訊由讀者謹慎斟酌後自行決定，也由讀者自負風險。作者與出版社都無法為運用或誤用本書建議，或是因未採行醫療建議，而產生的任何損失、索賠或損害負責。

定價330元　ISBN 978-986-175-537-3

療癒是神給我們的最大自由之一，療癒是宇宙、光或更高源頭的法則，而不是人類的法則，因此它會給予真正的公平正義。解開規則的枷鎖，療癒難解疾病這件事就能超乎你的想像。

——安東尼．威廉，《醫療靈媒》

國家圖書館出版品預行編目資料

神奇西芹汁：醫療靈媒給你這個時代最有效、療癒全球數百萬人的靈藥／安東尼．威廉（Anthony William）作；鄧捷文 譯.
-- 初版. -- 臺北市：方智，2019.10
320 面；14.8×20.8公分. --（方智好讀；124）
譯自：Medical medium celery juice : the most powerful medicine of our time healing millions worldwide

ISBN 978-986-175-537-3（平裝）

1.食療 2.果菜汁

418.915　　108013892

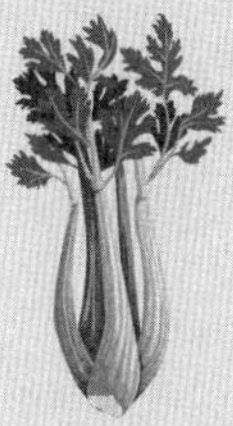

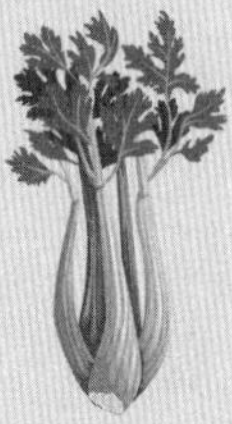